含章 ⑪➕
新实用

阅读图文之美 / 优享健康生活

U0348521

蔬菜食疗营养速查

全图鉴

于雅婷 孙 平 编著

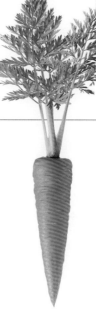

江苏凤凰科学技术出版社·南京

图书在版编目（CIP）数据

蔬菜食疗营养速查全图鉴 / 于雅婷, 孙平编著 . ——
南京 : 江苏凤凰科学技术出版社, 2022.2
ISBN 978-7-5713-2489-6

Ⅰ . ①蔬… Ⅱ . ①于… ②孙… Ⅲ . ①蔬菜—食物疗
法—图集 Ⅳ . ①R247.1-64

中国版本图书馆 CIP 数据核字 (2021) 第 215145 号

蔬菜食疗营养速查全图鉴

编　　　著	于雅婷　　孙　平
责 任 编 辑	冼惠仪　　洪　勇
责 任 校 对	仲　敏
责 任 监 制	方　晨

出 版 发 行	江苏凤凰科学技术出版社
出版社地址	南京市湖南路 1 号 A 楼，邮编：210009
出版社网址	http://www.pspress.cn
印　　　刷	北京博海升彩色印刷有限公司

开　　　本	718 mm × 1 000 mm　1/16
印　　　张	14
字　　　数	260 000
版　　　次	2022 年 2 月第 1 版
印　　　次	2022 年 2 月第 1 次印刷

| 标 准 书 号 | ISBN 978-7-5713-2489-6 |
| 定　　　价 | 45.00 元 |

图书如有印装质量问题，可随时向我社印务部调换。

了解蔬菜营养，不只为了更好地吃

蔬菜是餐桌上必不可少的食物之一，民间有"三天不吃青，两眼冒金星"一说，这里的"青"指的就是各种蔬菜瓜果。由此可见，蔬菜在中国人的饮食中有着多么重要的地位。人人都知道吃蔬菜对身体有好处，然而大多数人都是知其然而不知其所以然。人们常吃的蔬菜都有哪些营养价值？如何选择适合自己身体需要的蔬菜？蔬菜怎么吃更营养？补充什么能够增强身体机能？其实这些问题在本书中都能找到答案。

蔬菜能供给人体所必需的多种维生素和矿物质，是均衡膳食的重要组成部分，而且含有果胶、有机酸等，能刺激胃肠道的蠕动和消化液的分泌，促进人体健康。据国际粮农组织统计：人体所需的维生素C，90%来源于日常食用的蔬菜，而60%的维生素A也是来源于此。

中国地域辽阔，气候类型复杂，适合多种蔬菜生长，是重要的蔬菜发源地之一。中医提倡药食同源的观念。蔬菜不仅能提供维持人体健康所必需的营养物质，还是预防和治疗多种疾病的良药。我们都知道，喝一杯热热的姜母茶能驱除一身寒气；女性在月经过后多吃菠菜能够补血；吃胡萝卜对眼睛好；盛夏火气大，不妨多吃些清热败火的苦瓜……由此可见，蔬菜不仅能满足口腹之欲，还能为我们的健康保驾护航。

很多人认为吃维生素片等保健品就可以满足身体需要，无须在意饮食的荤素搭配。其实不然，维生素片终究是单一的，即使是含有多种维生素的复合片也没有蔬菜中所含的营养那么丰富，而且蔬菜中含有的营养成分是纯天然的，食用之后更健康且无副作用。蔬菜中还含有一些天然物质，比如叶绿素，这是普通药物所不能提供的。因此，蔬菜对人体健康的作用更全面，想用保健品代替蔬菜几乎是不可能的。

可是，蔬菜的种类极其繁多，营养成分各不相同，功效方面也各有所长。每种蔬菜都有自己的食用价值，有的可以补充营养，有的能够防病治病，有的用来与其他食物搭配，有的还能调节胃口……因此，如何选择蔬菜是一门学问。《蔬菜食疗营养速查全图鉴》就是一本全方位、多角度地挖掘蔬菜的营养价值及药用价值的蔬菜营养百科全书。它以图鉴的形式将每一种蔬菜的身世由来、营养价值、药用功效、贮藏妙招、食用法则等一一说明，易于读者对文字描述部分的理解与操作借鉴。希望您在看完此书后，能够更加懂得蔬菜的价值，学会根据家人体质搭配饮食，并能借助日常饮食缓解病痛，保健养生，每天能够更好地吃、更健康地生活，成为养生达人，与我们共享健康每一天。

阅读导航

蔬菜知多少
总述蔬菜的特点，对蔬菜进行全面解读。

蔬菜小档案
对蔬菜的别名、科属、学名进行介绍，蔬菜常识一目了然。

蔬菜名称
对蔬菜的常用名进行定位，更便于我们对蔬菜的了解。

营养调查
列出蔬菜含有的比较高的几种营养成分，为食疗滋补提供依据。

高清图片
全书共收录了上千幅高清照片，生动美观，有很高的收藏价值。

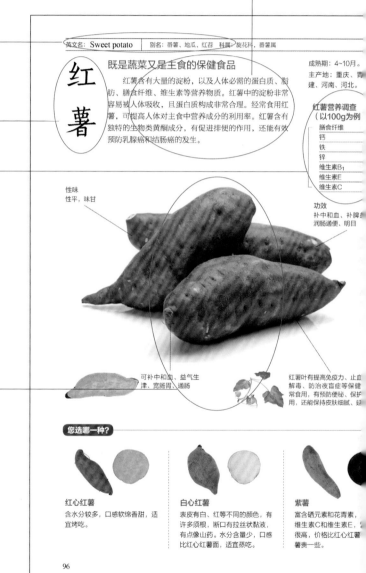

英文名：Sweet potato　别名：番薯、地瓜、红苕　科属：旋花科，番薯属

成熟期：4~10月。
主产地：重庆、青建、河南、河北。

红薯

既是蔬菜又是主食的保健食品

红薯含有大量的淀粉，以及人体必需的蛋白质、脂肪、膳食纤维、维生素等营养物质。红薯中的淀粉非常容易被人体吸收，且蛋白质构成非常合理。经常食用红薯，可提高人体对主食中营养成分的利用率。红薯含有独特的生物类黄酮成分，有促进排便的作用，还能有效预防乳腺癌和结肠癌的发生。

红薯营养调查
（以100g为例

膳食纤维	
钙	
铁	
锌	
维生素B$_1$	
维生素E	
维生素C	

功效
补中和血、补脾
润肠通便、明目

性味
性平，味甘

可补中和血、益气生津、宽肠胃、通肠

红薯叶有提高免疫力、止血解毒、防治夜盲症等保健常食用，有预防便秘、保护用，还能保持皮肤细腻、延

您选哪一种？

红心红薯
含水分较多，口感软绵香甜，适宜烤吃。

白心红薯
表皮有白、红等不同的颜色，有许多须根，断口有拉丝状黏液，有点像山药。水分含量少，口感比红心红薯面，适宜蒸吃。

紫薯
富含硒元素和花青素，维生素C和维生素E，很高，价格比红心红薯贵一些。

96

4

红薯食品知多少

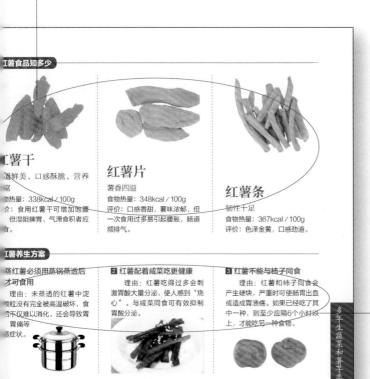

红薯干
味道鲜美、口感酥脆、营养丰富

食物热量：338kcal／100g

简介：食用红薯干可增加饱腹感，但湿阻脾胃、气滞食积者应慎食。

红薯片
薯香四溢

食物热量：348kcal / 100g

评价：口感香甜，薯味浓郁，但一次食用过多易引起腹胀，肠道频排气。

红薯条
韧性十足

食物热量：367kcal / 100g

评价：色泽金黄，口感劲道。

红薯养生方案

蒸红薯必须用蒸锅蒸透后才可食用

理由：未蒸透的红薯中淀粉颗粒没有完全被高温破坏，食之不仅难以消化，还会导致胃胃痛等症状。

2 红薯配着咸菜吃更健康

理由：红薯吃得过多会刺激胃酸大量分泌，使人感到"烧心"。与咸菜同食可有效抑制胃酸分泌。

3 红薯不能与柿子同食

理由：红薯和柿子同食会产生硬块，严重时可使肠胃出血或造成胃溃疡。如果已经吃了其中一种，则至少应隔6个小时以上，才能吃另一种食物。

红薯翻番的食用法则

红糖煮红薯

料：红薯500g，红糖60g。

法：红薯切块，红糖煮水。红薯水开锅时放入红薯块，红薯煮熟即可。

效：作为黄疸（病毒性肝炎）者的辅助食疗佳品。

养生有方

〔主治〕	〔材料〕	〔用法〕
黄疸	红薯适量	煮食
便秘	红薯叶250g	用食用油、盐将红薯叶炒熟，一次吃完，一天2次
大便不通	红薯适量 ＋ 红糖适量	红薯捣烂后与红糖拌匀，贴在肚脐上
遗精	红薯粉适量	红薯粉温水调服，早晚各1次
小儿疳积	红薯叶120g	水煮红薯叶，服用

多年生蔬菜和薯芋类蔬菜

蔬菜的药用价值

芦笋≈祛痰药

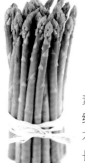

芦笋含有多种维生素和微量元素，尤其是维生素A和硒含量较高，不仅能抑制癌细胞的生长，还能止咳祛痰。

芦笋

豆芽≈降压药

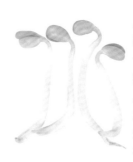

黄豆、绿豆发芽后不仅能保持原有营养，而且维生素含量也大大增加，有清热解毒、利湿通淋等作用。黄豆芽加适量的水煮半小时后温服，对妊娠高血压综合征有辅助治疗作用。

豆芽

菠菜≈微量胰岛素

菠菜含有铬和一种胰岛素类似物，能使血糖保持稳定，是2型糖尿病患者的食疗佳品。菠菜还有防治口腔溃疡、保护视力等作用。

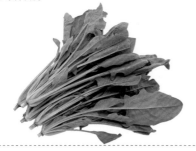

菠菜

藕≈清热药

藕性寒味甘，可以清热去火、润肺止咳。藕不仅含有铁、钙等元素，还含有丰富的植物蛋白质、维生素，有明显的补益气血、增强人体免疫力的作用。

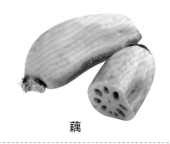

藕

香菜≈胃药

香菜富含多种维生素和矿物质。用葡萄酒浸泡香菜后服用，可治虚寒胃痛；热水泡香菜代茶饮，可养胃消脂，减轻肠胃负担。但是服补药时不宜食用香菜。

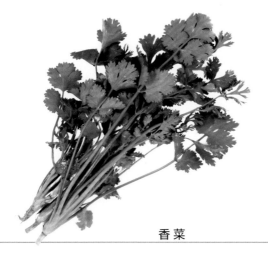

香菜

南瓜≈补血口服药

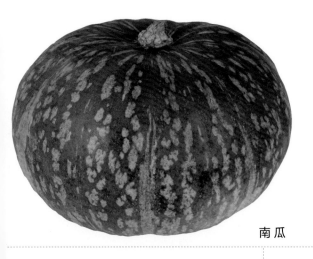

南瓜

南瓜含有丰富的维生素A、B族维生素、维生素C及矿物质，是补血的妙品。南瓜还含有大量的亚麻油酸、软脂酸、硬脂酸等甘油酸，长期食用可预防前列腺癌、动脉硬化、胃黏膜溃疡、糖尿病、中风等疾病。

莴笋≈消食健胃药

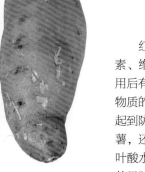

食用莴笋能刺激体内消化酶的分泌，增强各消化器官的功能，特别适合消化功能减弱、胃酸分泌减少和便秘的患者长期食用。

莴笋

豌豆≈成长保健品

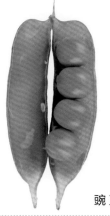

豌豆含有丰富的维生素和矿物质，能促进生长发育期儿童的骨骼成长。

豌豆

红薯≈防癌抗癌药

红薯富含 β-胡萝卜素、维生素C和叶酸，食用后有助于提高体内遗传物质的抗氧化能力，从而起到防癌的作用。常食红薯，还能维持人体正常的叶酸水平，降低罹患癌症的风险。

红薯

韭菜≈润肠茶

韭菜富含粗纤维，能促进肠蠕动，防止便秘。韭菜既可炒食，又可与红糖一起捣汁饮用，还可与姜汁和牛奶同煮后温服。

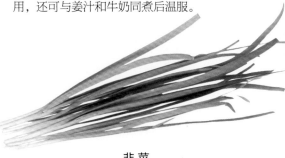

韭菜

蔬菜的四性五味

"药食同源"一说从古代一直流传至今，它的意思是许多食物都可以作为药物来使用，药物与食物之间没有绝对的界线。因此，中医将中药学中的四性五味理论运用到食物中去，认为食物也具备四性五味。

四性

又称四气，即寒、凉、温、热四种药性。

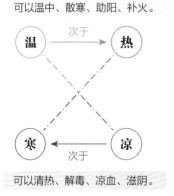

可以温中、散寒、助阳、补火。

温 —次于→ 热

寒 ←次于— 凉

可以清热、解毒、凉血、滋阴。

五味

即辛、酸、甘、苦、咸五种味道。

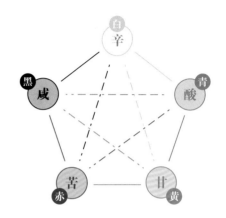

蔬菜也有寒、凉、温、热四性。蔬菜的四性是人们根据蔬菜作用于人体所产生的不同反应而总结出来的，它通常是就人的体质而言。如当人体质偏热，就应该多吃寒性、凉性蔬菜；如当人体质偏寒，就应该多吃热性、温性蔬菜。此外，寒热偏性不明显的即为平性。

四性一览表

四性	功 效	适合体质	代表蔬菜
寒	清热解暑、降火除燥，能减轻或消除热证	适合温热体质的人，如容易口渴、怕热、喜冷饮，或热性病症者长期食用	白菜
凉			白萝卜
温	能抵御寒冷、温中补虚，并能减轻或消除寒证	适合寒凉体质的人，如怕冷、手脚冰凉、喜热饮，或寒性病症者长期食用	韭菜
热			青椒

蔬菜又有酸、苦、甘、辛、咸五味，同味的蔬菜功效相似，不同味的蔬菜功效不同。蔬菜虽然有益身体健康，但是也要食之有道，调和五味，多食少食依个人体质而定，不能偏听偏信个别实例。人们只有注重食物的选择和搭配，才能拥有健康的体魄。

五味与五脏的关系

　　五味对应人体的五脏，即酸入肝，苦入心，甘入脾，辛入肺，咸入肾。五味食用适宜能滋补五脏，食用不当则会损伤五脏。五味的正确搭配可使骨骼坚强、筋脉调和、气血通畅、肌肤致密。

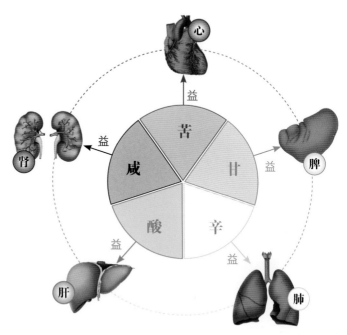

五味一览表

五味	作用	对应器官	建议	代表蔬菜
苦	能泻能燥	心	骨病不吃苦	芥蓝
甘	能补能缓	脾	肉病不吃甘	红薯
辛	能散能行	肺	气病不吃辛	葱
酸	能收能涩	肝	筋病不吃酸	毛豆
咸	能软坚润下	肾	血病不吃咸	海带

解开蔬菜的颜色密码

蔬菜是什么颜色的？很多人首先想到的就是青色。其实蔬菜颜色大体可以分为青、红、黄、白、黑五种，这五种颜色蕴含着怎样的秘密呢？

我们在日常饮食中不能只吃单一颜色的蔬菜，均衡摄取营养才能使身体更健康。最合理的食用搭配为午餐多吃青色和白色蔬菜，晚餐多吃红色、黄色和黑色蔬菜，使我们的五脏时时刻刻都能得到呵护与滋养。

养心

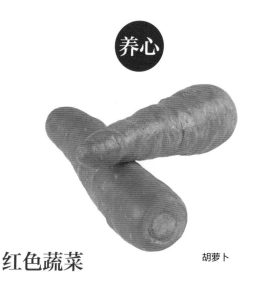

红色蔬菜

胡萝卜

中医五行学说中，红色代表火，为阳，所以红色蔬菜进入人体后可入心、入血，具有增强心脏之气、益气补血、活血、促进淋巴液循环的作用。

红色蔬菜富含番茄红素、丹宁酸、胡萝卜素等营养物质，可以保护细胞、增强身体抵抗力。经常食用红色蔬菜，对增强心脑血管活力、提高淋巴系统的免疫功能颇有益处。

红色蔬菜：

胡萝卜、红辣椒、西红柿等。

养脾

黄色蔬菜

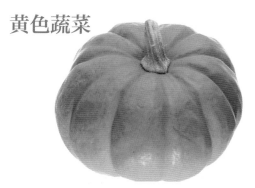

南瓜

五行中黄色代表土。食用黄色蔬菜后，营养物质会集中在人的脾胃之中。

黄色蔬菜富含维生素A、维生素D、优质蛋白和多种微量元素。维生素A能保护肠道、呼吸道黏膜，减少胃炎、胃溃疡等疾病的发生率。维生素D有促进钙、磷元素吸收的作用，可以强筋壮骨。经常食用黄色蔬菜，有益于增强脾胃功能、促进新陈代谢。

黄色蔬菜：

南瓜、马铃薯、韭黄等。

养肝

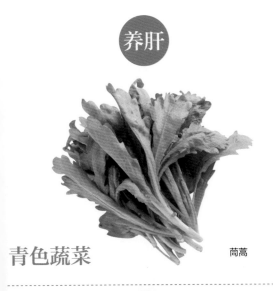

青色蔬菜

荀蒿

青色入肝经，有疏肝补肝的功效，是良好的人体"排毒剂"。五行中青克黄，即木克土，肝制脾，因此青色蔬菜还可以调节脾胃的消化吸收功能。

青色蔬菜含丰富的叶酸，能够调节人体新陈代谢，保护心脏的健康。经常食用青色蔬菜，可以帮助生长发育期或患有骨质疏松症的人群快速补充身体所需的钙质。

青色蔬菜：

荀蒿、菠菜、油麦菜等。

养肺

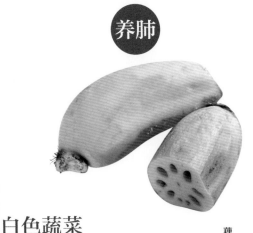

白色蔬菜

藕

白色在五行中属金、入肺，能够益气行气。白色蔬菜富含黄酮素，且蛋白质成分比较丰富，经常食用，既能消除身体的疲劳，又能促进疾病痊愈。

白色蔬菜脂肪含量大大低于肉类，特别适合患有高血压、心脏病、高脂血症、脂肪肝等疾病的患者长期食用。此外，白色蔬菜还可益肺脏，清热解毒，润肺化痰。

白色蔬菜：

白萝卜、藕、茭白等。

养肾

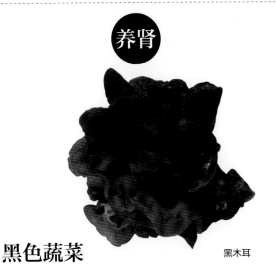

黑色蔬菜

黑木耳

黑色蔬菜是指颜色呈黑色、紫色、深褐色等可食用的天然植物。黑色蔬菜富含铁元素，五行中黑色主水、入肾，因此常食黑色蔬菜，既可以补铁，又可以补肾。

黑色蔬菜能够明显减少冠心病、中风等疾病的发生。经常食用黑色蔬菜，还有助于缓解气管炎、咳嗽、慢性肝炎、肾病、贫血、脱发、少白头等病症。

黑色蔬菜：

黑木耳、香菇、海带、紫菜等。

风靡全球的五行蔬菜汤

经典膳食人人喜欢。在养生汤中，五行蔬菜汤就是一味经典，它以独特的性味配比、强大的功效和超优的口碑，刮起了一股五行养生风。

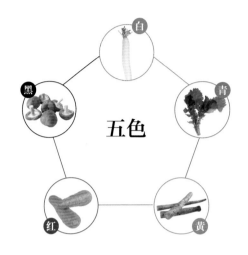

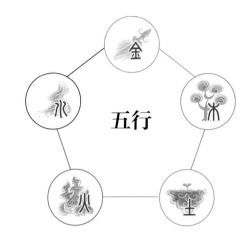

五色

五色是青、黄、红、白、黑五色。五行蔬菜汤的五种蔬菜分别是青色的萝卜叶、红色的胡萝卜、黄色的牛蒡、白色的白萝卜和黑色的香菇。

五行

在上一节"解开蔬菜的颜色密码"中，青、红、黄、白、黑五种颜色分别对应木、火、土、金、水五行。

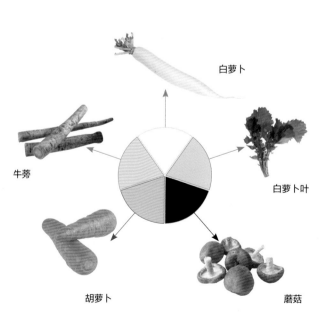

白萝卜

牛蒡

白萝卜叶

胡萝卜

蘑菇

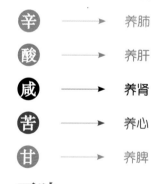

辛 ➡️ 养肺

酸 ➡️ 养肝

咸 ➡️ **养肾**

苦 ➡️ 养心

甘 ➡️ 养脾

五味

《黄帝内经》记载："肝木青色宜酸，心火赤色宜苦，脾土黄色宜甘，肺金白色宜辛，肾水黑色宜咸。内为五脏，外主五行，色配五方。"五行、五色、五味的搭配可起到滋养五脏、调理阴阳、固本培元的功效。

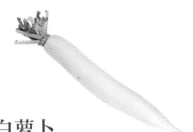

白萝卜

　　白萝卜含有多种消化酶，可促使致癌物亚硝胺分解，起到防癌抗癌的作用。白萝卜中干扰素诱导剂活性强，抗病毒作用显著。

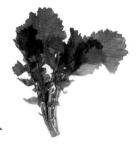

白萝卜叶

　　白萝卜叶有消食、理气等功效，长期食用，可辅助治疗脾胃不适、宿食不消。

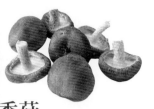

香菇

　　香菇含有极丰富的维生素、矿物质和香菇多糖，是抗病、抗癌的佳品。

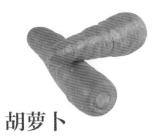

胡萝卜

　　胡萝卜富含胡萝卜素，有抗氧化、抑制自由基生长、提高机体免疫力的作用。其所含的甘露醇可以辅助治疗慢性腹泻。

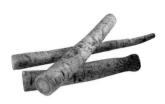

牛蒡

　　牛蒡含有牛蒡苷、牛蒡酚等多种营养物质，其中蛋白质、钙和植物纤维的含量为根菜类蔬菜之首，有促进人体生长发育、抗菌和抑制肿瘤的作用。

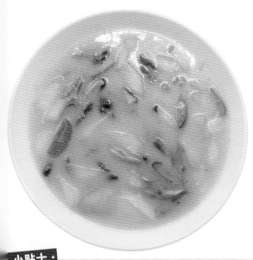

五行蔬菜汤

材料：
白萝卜300～400g，白萝卜叶130～200g，胡萝卜130～200g，新鲜牛蒡130～150g（干牛蒡15g），干香菇3个。

做法：
❶ 将5种食材洗净，切大块，一起放入砂锅中。
❷ 加入3倍菜量的水，大火煮沸，再转小火加盖煮1小时即可。

功效：
滋养五脏、强健身体。长期饮用可以预防疾病，提高自身免疫力，对高血压、高脂血症、糖尿病、便秘、失眠、白内障、老花眼、妇科疾病、牛皮癣、多种炎症、心脑血管疾病等慢性疾病有很好的保健作用，还能有效地抑制癌症发展。

小贴士

1. 干香菇必须选择晒干的。
2. 小火煮的时候，中途不要掀开锅盖。
3. 剩余的蔬菜汤冷却后放入冰箱保存，2天内喝完。

蔬菜的搭配禁忌

蔬菜营养丰富，常食有祛病强身的功效，但每种蔬菜的性、味、色又决定了各自独特的食用方法。各种食物所属五行不同，也存在一定的生克关系。因此，相克的蔬菜不宜同时食用。

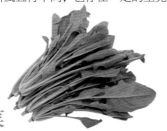

❶ 菠菜

不宜与黄瓜同食，蔬菜中的维生素C会被黄瓜中的分解酶破坏。

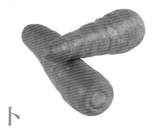

❷ 胡萝卜

不宜与西红柿、辣椒、石榴、莴笋、木瓜等同食，最好单独炒食或和肉类烹调。

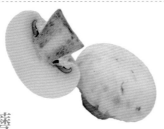

❸ 口蘑

不宜与西红柿同食，会破坏西红柿所含的类胡萝卜素。

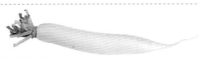

❹ 韭菜

不宜与菠菜同食，同食易引起腹泻。

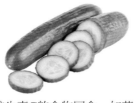

❺ 白萝卜

不宜与胡萝卜同食。白萝卜主泻，胡萝卜主补，二者最好不要同食。另外，白萝卜的维生素C含量极高，胡萝卜中含有维生素C分解酶，会破坏白萝卜中的维生素C。

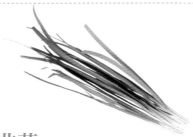

❻ 藕

不宜与含有丰富铁质的大豆同食，莲藕中的纤维素会影响人体对铁的吸收。

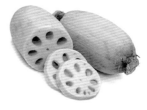

❼ 黄瓜

不宜与富含维生素C的食物同食，如芹菜、西红柿、小白菜、菠菜、菜花等蔬菜。黄瓜中含有的维生素C分解酶会破坏其他食物中的维生素C。

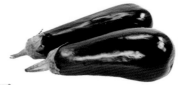

❽ 茄子

不宜与红薯同食，同食会导致胃部不适，严重时会发展成如胃溃疡、胃出血等疾病。

目录

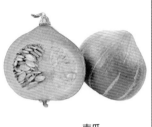
第一章 根菜类蔬菜

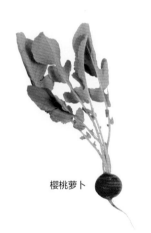
第二章 白菜类、甘蓝类 和叶用芥菜类蔬菜

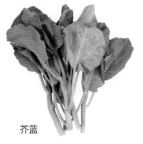

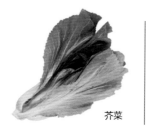

芥菜

第三章 绿叶菜类蔬菜

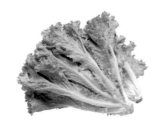

生菜

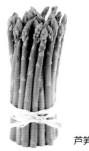

芹菜

第四章 多年生蔬菜和薯芋类蔬菜

芦笋

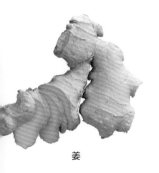

姜

第五章 瓜类蔬菜

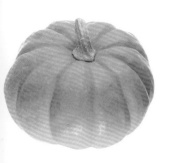

南瓜

第六章 豆类蔬菜和芽苗类蔬菜

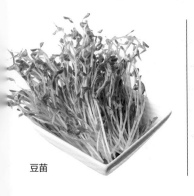

豆苗

第七章 食用菌类蔬菜

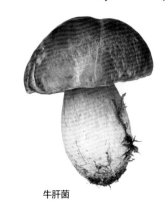

牛肝菌

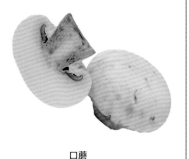

口蘑

第八章 葱蒜类蔬菜

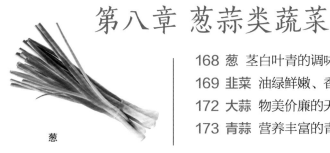

葱

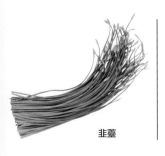

韭薹

第九章 水生蔬菜、野生蔬菜和茄果类蔬菜

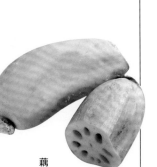

藕

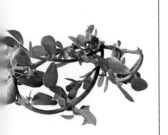

马齿苋

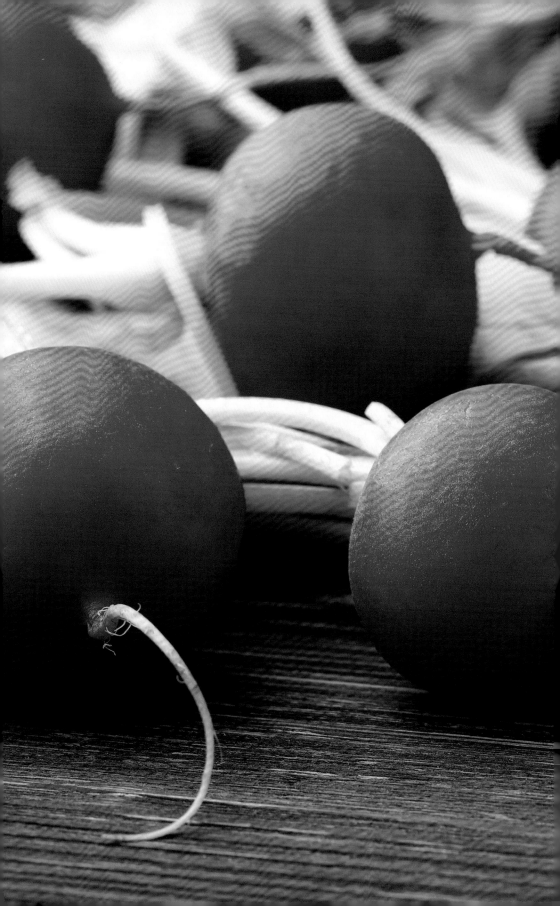

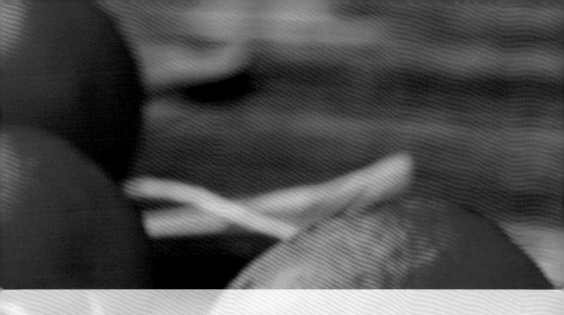

第一章

根菜类蔬菜

根菜类蔬菜是指以肥大肉质根为食用部位的蔬菜，主要包括十字花科的萝卜、芜菁、芜菁甘蓝、辣根，伞形花科的胡萝卜、芹菜、美国防风，藜科的甜菜，菊科的牛蒡、婆罗门参等。本章选取在中国广泛栽培或食用的几种根菜类蔬菜，以图解形式介绍这些蔬菜的属性、营养价值、药理作用、膳食搭配，以及挑选、烹饪的技巧等知识，助您走出饮食误区，可作日常订菜、选菜、烹饪时的参考，是养生达人的最佳伴侣，也是帮助患者缓解病痛的福音。

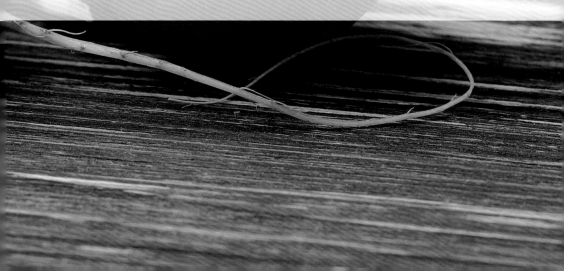

白萝卜

蔬中最有利者

白萝卜在我国已有一千多年的种植历史，营养价值很高，民间有"萝卜小人参"的说法。它含有芥子油、淀粉酶和粗纤维，具有促进消化，增强食欲，加快胃肠蠕动和止咳化痰的作用，在饮食和中医食疗领域都有广泛应用。《本草纲目》说白萝卜是"蔬中最有利者"。

成熟期：7~9月。
主产地：山东、辽宁、吉林、黑龙江。

白萝卜营养调查（以100g为例）

热量	23kcal
蛋白质	0.9g
碳水化合物	5g
膳食纤维	1g
维生素A	3μg
维生素C	21mg
钙	36mg

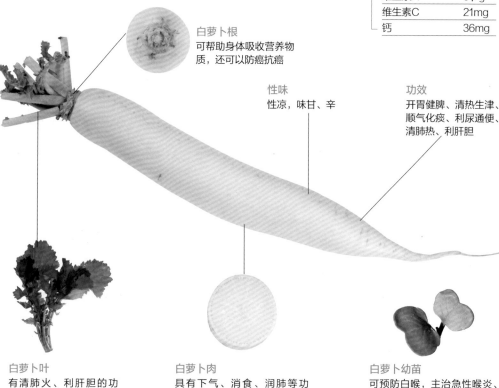

白萝卜根
可帮助身体吸收营养物质，还可以防癌抗癌

性味
性凉，味甘、辛

功效
开胃健脾、清热生津、顺气化痰、利尿通便、清肺热、利肝胆

白萝卜叶
有清肺火、利肝胆的功效。可治咽干、胸闷、膈满、肝气郁结等疾病

白萝卜肉
具有下气、消食、润肺等功效。主治肺热、便秘、气胀、食滞、痰多、大小便不通畅、酒精中毒等

白萝卜幼苗
可预防白喉，主治急性喉炎、喉痛声哑、痢疾初起等疾病

蔬菜存放面面观

将鲜白萝卜除去老黄叶和病虫害叶，整根包住放在冰箱冷冻，食用时解冻，清水浸泡2小时即可。

晾干储存：将选好的没洗的整根白萝卜放在阴凉处风干，外界气温越低越不易出现黄叶和腐烂现象。晾干的白萝卜可挂在阴凉、通风、避雨、避雪、避阳光处，也可放入透气纸箱中保存。

膳食专家建议

1. 白萝卜性偏寒凉而利肠，且有"下气"之功，气虚及脾虚泄泻者应不食或少食。

2. 胃溃疡、十二指肠溃疡、慢性胃炎、单纯甲状腺肿瘤、先兆流产、子宫脱垂等患者忌食。

3. 白萝卜不能与人参、西洋参、地黄、何首乌同食，否则影响滋补效果。

麦枣甘草萝卜汤

材料：

甘草15g，红枣10颗，小麦100g，白萝卜150g，猪排骨250g，盐适量。

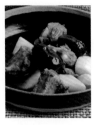

做法：

① 将小麦洗净，以清水浸泡1小时，取出沥干水分。

② 猪排骨切块，汆烫，捞起冲净。白萝卜洗净削皮，切成块。红枣、甘草冲净。

③ 将所有材料盛入煮锅，加8碗水煮沸，转小火炖约40分钟，加盐即成。

白萝卜粥

材料：

白萝卜250g，粳米100g，清水适量。

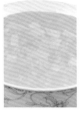

做法：

① 将白萝卜洗净去皮，切成小块（或捣成白萝卜汁）。

② 处理好的白萝卜与粳米同放锅内，加适量清水煮粥。

③ 煮至白萝卜软烂，粥黏稠即可食用。

功效：

止咳化痰，消食利膈，止渴，消水肿。可用于辅助治疗老年人或体弱者患有的慢性气管炎和糖尿病。

白萝卜黄橄榄水

材料：

白萝卜250g，黄橄榄3颗，清水适量。

做法：

① 将白萝卜洗净去皮，切成小丁。黄橄榄洗净，取2颗切成两半并去核。

② 白萝卜丁和去核的黄橄榄同放锅中，加清水煮至白萝卜丁软烂，关火。

③ 用勺将锅中的白萝卜丁和黄橄榄碾碎，再小火煮10分钟。

④ 空茶杯放入1颗黄橄榄，将煮好的白萝卜橄榄水倒入，代茶饮用。

功效：

预防、治疗流行性感冒和白喉。

萝卜酸梅汤

材料：

鲜白萝卜250g，酸梅2颗，盐适量，清水3碗。

做法：

① 将鲜白萝卜洗净去皮，切成小丁。酸梅洗净。

② 白萝卜丁与酸梅同放锅中，加清水煮至水剩一半时，加适量食盐调味即可饮用。

功效：

宽中行气，化积滞，下气生津，清热化痰。适用于治疗烧心、腹胀、胁痛、烦躁、气逆和由饮食积滞或进食过饱引起的胸闷等病症。

白菜、白萝卜都有解渴利尿、帮助消化的功效。积食、虚火旺、常食油腻食物导致口舌溃疡或目赤的人，以及体内有热毒的人都可以用白菜和白萝卜搭配成菜肴来帮助消化与排毒。

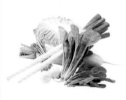

1 消化方面

食积腹胀、消化不良、胃纳欠佳，可用生白萝卜捣汁饮用；恶心呕吐、泛吐酸水、慢性痢疾，可将白萝卜切碎蜜煎，细细嚼咽；便秘，可煮食；口腔溃疡，可捣汁漱口。

2 呼吸方面

咳嗽咳痰，最好切碎蜜煎，细细嚼咽；咽喉炎、扁桃体炎、声音嘶哑、失音，可捣汁与姜汁同服；鼻出血，可生捣汁和酒少许热服，也可捣汁滴鼻；预防感冒，也可煮食。

3 泌尿系统方面

各种泌尿系统结石，排尿不畅，可用白萝卜片蜜炙口服；各种浮肿，可用白萝卜与小麦煎汤服用。

4 其他方面

脚气病，煎汤外洗；解毒、解酒或煤气中毒，可用白萝卜肉或叶煎汤饮汁；通利关节，可煮食。

麻辣萝卜干

材料:

白萝卜、盐、白酒、辣椒粉、花椒粉、芝麻、香油各适量。

做法:

① 将白萝卜洗净，先切成筷子厚的片，再切成筷子粗的条，挂在棉线上，在通风处晾晒4~5天。

② 用温开水洗去灰尘，挤干水分，抖散。加入食盐和适量白酒拌匀，再拌上辣椒粉、花椒粉、芝麻、适量香油拌匀，装入腌菜坛内。

③ 用保鲜膜和棉线封紧坛口，盖上坛盖，置阴凉处10来天后即可食用。

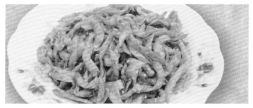

酱萝卜

材料:

白萝卜、盐、白糖、酱油、纯净水各适量。

做法:

① 将白萝卜去皮加盐拌匀，使其脱水。

② 将脱水后的白萝卜切成条晾干或晒干。

③ 白萝卜条洗净，加适量酱油、纯净水（或凉开水）和适量的白糖拌匀，放置若干小时入味即可。

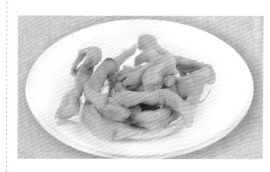

萝卜泡菜

材料:

白萝卜、糯米粉、辣椒粉、鱼露、白糖、盐、蒜蓉、姜末、小葱段、小香芹段各适量。

做法:

① 将白萝卜洗净切块，放1勺盐腌2小时，洗净沥干。

② 2勺糯米粉加1杯水煮成糊，晾凉后放辣椒粉、鱼露、白糖、盐、蒜蓉、姜末、小葱段、小香芹段拌成腌料。

③ 用腌料拌匀白萝卜块并装进无水无油的瓶子里，入冰箱冷藏3天即可。

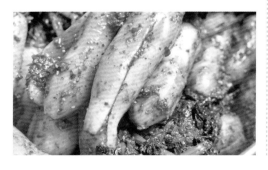

朝鲜族方块辣萝卜泡菜

材料:

白萝卜、萝卜缨、辣椒面、面条鱼液、蒜泥、姜末、鲜虾泥、葱段、白糖各适量。

做法:

① 将白萝卜切成2~3cm的方块。萝卜缨切成段。

② 白萝卜块放入大容器中，加入适量辣椒面拌匀，晃几下，使萝卜块着色。另取辣椒面放入面条鱼液里泡1小时。

③ 将拌好的辣椒面条鱼液与蒜泥、姜末一同放入装有萝卜块的容器中搅拌均匀，再放鲜虾泥、葱段、白糖和萝卜缨段抓拌均匀。

④ 拌好的泡菜在通风良好的室温下静置2天后再放到冰箱里，即可随时取用。

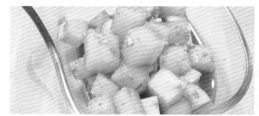

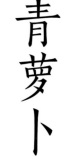

青萝卜

成熟期：7~9月。
主产地：山东、辽宁、吉林、黑龙江。

青萝卜营养调查
（以100g为例）

热量	33kcal
蛋白质	1.3g
脂肪	0.2g
膳食纤维	0.8g
维生素A	10μg
胡萝卜素	60μg

脆甜多汁、皮薄肉细的水果萝卜

　　青萝卜富含人体所需的营养物质，淀粉酶含量很高，肉质细密，外皮颜色呈淡绿色，水分多，味甘、苦，是著名的生食蔬菜，人称"水果萝卜"。除生食外，还可做汤、干腌、盐渍和制作泡菜等。青萝卜所含热量较少，纤维素较多，吃后易产生饱腹感，有助于减肥。

性味
性平，味甘、苦

功效
清热生津、凉血、利尿

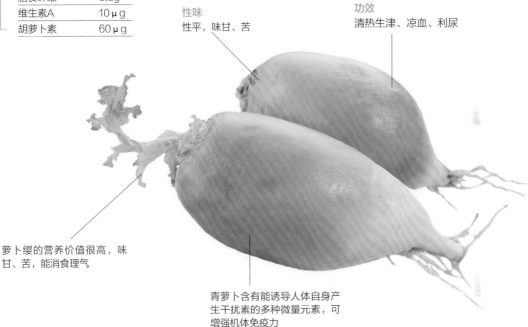

萝卜缨的营养价值很高，味甘、苦，能消食理气

青萝卜含有能诱导人体自身产生干扰素的多种微量元素，可增强机体免疫力

蔬菜存放面面观

　　青萝卜在贮藏前应切去叶，最适宜保存的温度为0~5℃。可将青萝卜用保鲜膜包住，放在冰箱保鲜层中即可。

膳食专家建议

1. 阴盛偏寒体质、脾胃虚寒者不宜多食。
2. 胃及十二指肠溃疡、慢性胃炎、单纯性甲状腺肿大、先兆流产、子宫脱垂等患者也应少食青萝卜。

营养翻番的食用法则

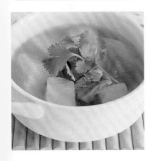

青萝卜牛腩汤

材料：
牛腩600g，青萝卜100g，蜜枣1颗，陈皮6g，米酒2大匙，盐适量。
做法：
❶ 将牛腩切块，开水烫后洗净备用。青萝卜切滚刀块备用。
❷ 在汤锅中加入水、牛腩、蜜枣、陈皮、米酒，用大火煮沸后盖上锅盖转小火煮1小时。
❸ 再加入青萝卜块煮1小时，最后放盐调味即可。

胡萝卜

营养丰富、老少咸宜的"金笋"

胡萝卜富含胡萝卜素和维生素A，常食胡萝卜能保护视力，还具有强心、抗癌、抗感染、抗过敏、降血压、降血糖的作用，也可用于治疗或辅助治疗肠胃不适、便秘、夜盲症、麻疹、百日咳、小儿营养不良等症状。

成熟期：8~10月。
主产地：山东、辽宁、吉林、黑龙江。

胡萝卜营养调查（以100g为例）

热量	46kcal
蛋白质	1.4g
脂肪	0.2g
铁	0.5mg
胡萝卜素	4010μg
维生素C	16mg
维生素A	668μg

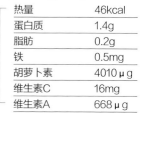

性味
性平，味甘

功效
清肝明目、健脾消食、润肠通便

胡萝卜心有黄、橙、红、紫等不同颜色，我国最常见的有红、黄两种

胡萝卜榨汁，加适量冰糖蒸开后温服，每日2次，可治疗百日咳

养身有方

小贴士

胡萝卜中所含的类胡萝卜素是脂溶性的，生吃时，类胡萝卜素因为没有脂肪而很难被吸收，所以用食用油烹食，营养价值更高。胡萝卜还含有维生素C分解酶，最好单独食用或与肉类搭配食用。

[主治]	[材料]	[用法]
麻疹	胡萝卜250g + 荸荠250g + 香菜100g	加水适量煎汤代茶饮，每日分3次服完
角膜软化症	胡萝卜100g + 鸡蛋2个	胡萝卜切片放入锅中加清水煮沸，打入鸡蛋煮熟，食时调味，饮汤吃蛋，每日1次，7日为1疗程
脾胃气虚	胡萝卜 + 鱼 + 猪瘦肉 + 红枣 + 陈皮	将全部用料放入锅内，大火煮沸后，小火煲半小时，调味佐膳

胡萝卜内涵知多少

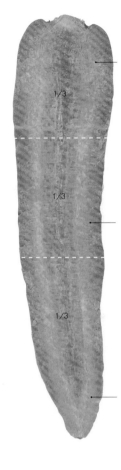

胡萝卜上段

胡萝卜上段质地较硬，宜切成丝、条后烹调

1/3

胡萝卜中段

1/3

胡萝卜中段含糖量较多，质地脆嫩，可切丁做沙拉，或切丝用糖、醋拌凉菜

1/3

胡萝卜尾部

胡萝卜尾部有较多的淀粉酶和芥子油一类的物质，有些辛辣，可帮助消化，增进食欲。削皮生吃更是糖尿病患者用以代替水果的上选

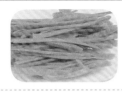

切丝刀工

1. 将胡萝卜切成薄片，越薄越好。
2. 将切好的片归拢齐，再切丝。

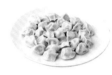

最佳食用方法
胡萝卜羊肉饺子

胡萝卜配羊肉做馅，饺子味道极佳。

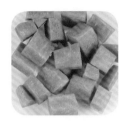

切丁刀工

1. 先去掉胡萝卜的两头，再把胡萝卜纵切成两个长条。
2. 把两个长条依次纵切为二，这时共有4个大小均匀的长条。
3. 把4个长条码齐，横切成丁，这样切出来的丁大小均匀。

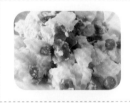

最佳食用方法
橘子胡萝卜水果沙拉

将胡萝卜丁、橘子瓣、苹果丁、梨丁、焯熟的豌豆粒用沙拉酱拌匀。

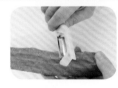

胡萝卜削皮方法

1. 将胡萝卜纵切成两半。
2. 用削皮器顺着萝卜削，快速且安全。

膳食专家建议

1. 胡萝卜与酒不宜同食。因大量胡萝卜素与酒精一同进入人体，会在肝脏中产生毒素，诱发肝病。
2. 脾胃虚寒者不可生食胡萝卜。
3. 胡萝卜为补，白萝卜主泻，二者不宜同食。
4. 孕妇不宜过多摄入胡萝卜。
5. 胡萝卜适宜患有癌症、高血压、夜盲症、干眼症者及营养不良、食欲不振、皮肤粗糙者食用。

营养翻番的食用法则

牛肉玉米萝卜汤

材料：

带筋牛肉250g，牛骨髓50g，玉米粒50g，胡萝卜150g，宽粉50g，芝麻、鸡精、盐、姜、葱花、黑木耳各适量。

做法：

❶ 牛肉切片，胡萝卜切滚刀块。
❷ 牛肉片、胡萝卜块、牛骨髓与玉米粒同置锅中，加适量水，用小火煮，使骨髓的营养充分溶解于汤中。
❸ 牛肉煮至七成熟时下入宽粉、盐和适量姜、黑木耳同煮。
❹ 牛肉熟后，放入适量葱花、芝麻和鸡精调味即可。

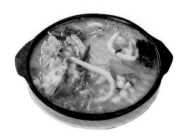

心里美萝卜

青皮红心，色美味佳

　　心里美萝卜是我国著名的水果萝卜品种之一，其肉为鲜艳的紫红色，不仅营养美味，更能赏心悦目，极惹人喜爱。它一般分为红瓤和草白瓤两种，皮薄肉脆，生食风味更佳。其汁液中含有花青素，常吃可降低血脂、软化血管、预防冠心病、增强机体免疫力。

成熟期：7~10月。
主产地：山东、辽宁、吉林、黑龙江。

心里美萝卜营养调查（以100g为例）

热量	23kcal
蛋白质	0.8g
脂肪	0.2g
碳水化合物	4.9g
膳食纤维	0.8g
维生素A	2μg
胡萝卜素	10μg

性味
性凉，味甘

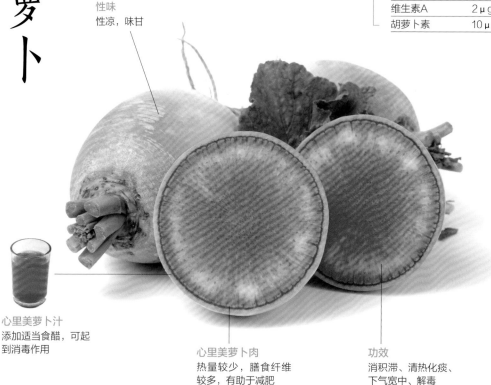

心里美萝卜汁
添加适当食醋，可起到消毒作用

心里美萝卜肉
热量较少，膳食纤维较多，有助于减肥

功效
消积滞、清热化痰、下气宽中、解毒

营养翻番的食用法则

糖醋萝卜丝

材料：
心里美萝卜750g，米醋250g，白糖50g，盐5g，鸡精3g，香油10ml。

做法：
❶ 将心里美萝卜去皮切成细丝，放入盆中。
❷ 萝卜丝中放入白糖、盐、鸡精、米醋及香油拌匀后静置2小时即可食用。

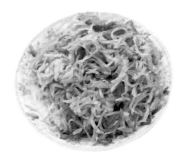

根菜类蔬菜

樱桃萝卜

成熟期：四季均可成熟。
主产地：江苏、云南。

色泽美观、小巧诱人的菜中水果

樱桃萝卜是一种小型萝卜，为中国四季萝卜中的一种，因其外貌与樱桃相似，故得名。樱桃萝卜具有适应性强，生长迅速，外形、色泽美观等特点，质地脆嫩，味道清香，适宜生吃。生吃樱桃萝卜可起到防癌的作用。我国栽培的樱桃萝卜以扬州水萝卜较为著名。

樱桃萝卜营养调查（以100g为例）

热量	21kcal
蛋白质	1.1g
脂肪	0.2g
碳水化合物	4.2g
膳食纤维	1g
维生素A	3μg
胡萝卜素	20μg

性味
性凉，味甘、辛

功效
生津止渴、健脾开胃、利尿通便、止咳化痰、通气宽中、解毒散瘀

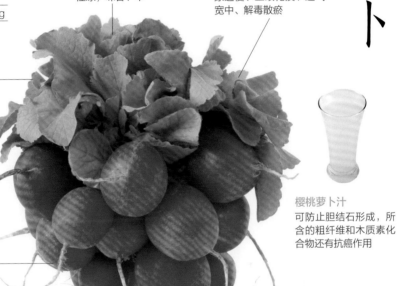

樱桃萝卜的叶片
不仅鲜嫩爽口，而且营养成分高于根，有解酒的功效，适宜凉拌食用

樱桃萝卜汁
可防止胆结石形成，所含的粗纤维和木质素化合物还有抗癌作用

樱桃萝卜肉
有祛痰、解毒、消积、定喘、利尿、止泻等功效。

膳食专家建议
1. 樱桃萝卜不宜与人参同食。
2. 食用樱桃萝卜时应与食用水果的时间错开，因为樱桃萝卜与水果同食，容易诱发甲状腺肿大。

营养翻番的食用法则

牛肉樱桃萝卜丁

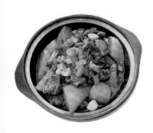

材料：
樱桃萝卜5个，牛肉250g，葱花10g，料酒10ml，生抽6ml，老抽4ml，生粉、盐、鸡精、食用油各适量。

做法：
❶ 将樱桃萝卜洗净后切块，牛肉切小丁。
❷ 牛肉丁洗净后用生粉、料酒、生抽腌制2小时。
❸ 锅内放少量食用油烧热，加入一半葱花爆香，再加入牛肉丁翻炒。
❹ 牛肉丁变色后加入樱桃萝卜块继续翻炒。
❺ 放入老抽、盐和少量清水，盖上锅盖焖至汁快收干时，关火加鸡精，翻炒半分钟后撒上剩余葱花即可。

红萝卜

药食兼用的红皮萝卜

红萝卜原产于我国，有很高的营养价值及药用价值。其肉脆嫩多汁，生食、熟食皆可。红萝卜皮中含有红萝卜素，即维生素A原，可促进血红素增加，提高血液浓度及血液质量；萝卜中还含有大量的铁，对治疗贫血有很大作用。

成熟期：6~9月。
主产地：辽宁、吉林、黑龙江。

红萝卜营养调查（以100g为例）

热量	22kcal
碳水化合物	4.6g
脂肪	0.1g
蛋白质	1g
膳食纤维	0.8g
维生素E	1.2mg
锌	0.69mg

功效
清热解毒、利湿、散瘀、健胃消食、化痰止咳、顺气利便、生津止渴、补中、安五脏

性味
性微温，味甘、辛

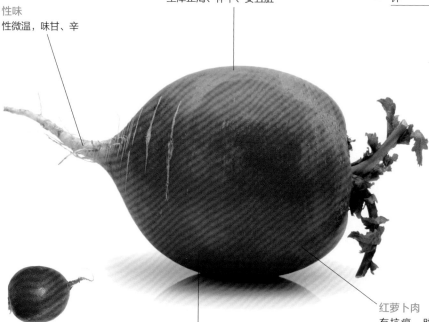

红萝卜籽
富含钾，具有良好的降血压作用

红萝卜肉
有抗癌、助消化、止咳、化痰、平喘、减肥、补血、补钙、消水肿、止痢疾的作用

隔年的老红萝卜
有利水消肿，对胸膈饱闷、水肿、痢疾等症有很好的疗效

能够辅助治疗扁桃体炎、偏头痛，减轻烟瘾

膳食专家建议
红萝卜中含有丰富的维生素B_2，特别适合忧郁症及思维迟缓的患者食用。

营养翻番的食用法则

银耳红萝卜汤

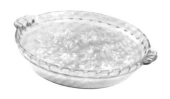

材料：
干银耳15g，红萝卜1个，盐适量。

做法：
❶ 将银耳泡发洗净。红萝卜去皮，切小丁。
❷ 锅中放适量水烧热，第一次沸腾后，放入红萝卜丁和银耳同煮。
❸ 待水再次沸腾，转为中火煲1小时，最后以适量盐调味即可。

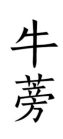

牛蒡

成熟期：7~8月。
主产地：山西、浙江、四川。

大自然的最佳清血剂

　　牛蒡是我国古老的药食同源的食物，李时珍记载："剪苗淘为蔬，取根煮，曝为脯，云其益人。"其嫩叶、肉质根均可食用，且营养价值很高。牛蒡被誉为"大自然的最佳清血剂"，能清除血液垃圾，对高血糖、高血压、高脂血症、癌症和尿毒症都有很好的预防和抑制作用。

鲜牛蒡肉营养调查
（以100g为例）

膳食纤维	1.3~1.5mg
钙	240mg
铁	7.6mg
胡萝卜素	390mg
维生素B_2	2.29mg
维生素C	1.9mg

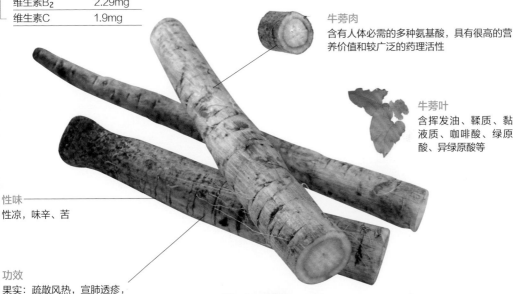

牛蒡肉
含有人体必需的多种氨基酸，具有很高的营养价值和较广泛的药理活性

牛蒡叶
含挥发油、鞣质、黏液质、咖啡酸、绿原酸、异绿原酸等

性味
性凉，味辛、苦

功效
果实：疏散风热，宣肺透疹，散结解毒；根：清热解毒，疏风利咽

牛蒡果实
含多种化学成分，其中含有的牛蒡苷有扩张血管、降低血压、抗菌的作用，能治疗热感冒、咽喉肿痛、流行性腮腺炎等多种疾病，也能抗老年痴呆

柠檬牛蒡柚汁

材料：

柠檬50g，牛蒡100g，柚子100g，冰块适量，盐0.5g。

做法：

❶ 将柠檬连皮切成三块。牛蒡洗净，切成可放入榨汁机的大小。

❷ 柚子除去果瓤和种子备用。

❸ 将柠檬、柚子和牛蒡放进榨汁机榨成汁。

❹ 在果汁中加入冰块，再加入盐调味即可。

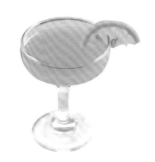

膳食专家建议

1. 牛蒡中的膳食纤维，有助于减肥。

2. 牛蒡营养丰富，是蔬菜中的珍品，其根、茎、果实均可入药，具有清热解毒，降低胆固醇，增强人体免疫力和预防糖尿病、便秘、高血压的功效。牛蒡种子则主治外感咳嗽、肺炎、咽喉肿痛等病症。

3. 脾胃虚弱者不宜食用，若食用，须先经过蒸或煮，以减弱其寒凉之性。

榨菜

腌制成就的佐餐美味

　　榨菜，又名茎用芥菜、青菜头，是芥菜中的一种，原产中国，是我国的特产蔬菜之一。其茎部表皮青绿，皮下肉质色白而肥厚，质地脆嫩，经过腌制、加工后就成了我们日常食用的榨菜。榨菜含有蛋白质、膳食纤维、胡萝卜素、矿物质等营养素，还含有多种人体必需的氨基酸，具有较高的食用价值。

成熟期：4月上中旬
主产地：四川、重庆、浙江、江苏。

榨菜营养调查（以100g为例）

热量	36kcal
蛋白质	1.9g
脂肪	0.2g
碳水化合物	7.4g
膳食纤维	1.4g
维生素B_1	0.06mg
钾	243mg

榨菜能疏肝解郁，缓解解烦闷情绪，对晕车、晕船症有很好的防治作用

功效
健脾开胃、补气添精

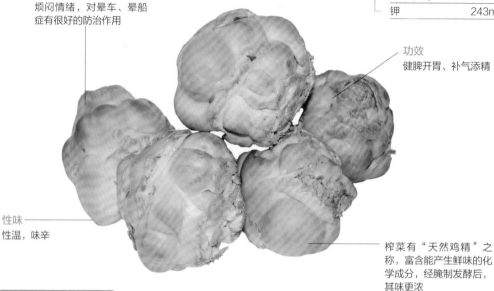

性味
性温，味辛

榨菜有"天然鸡精"之称，富含能产生鲜味的化学成分，经腌制发酵后，其味更浓

营养翻番的食用法则

榨菜肉丝汤

材料：

榨菜50g，猪外脊肉50g，清汤500ml，料酒10ml，鸡精1g，酱油适量。

做法：

❶ 将猪外脊肉和榨菜分别切成丝放入大碗内，加入清水浸泡。

❷ 锅中倒入清汤，烧至八成热时，将肉丝、榨菜丝一起倒入汤锅中煮熟，捞出备用。

❸ 在锅内留下的清汤中加入料

酒、适量酱油、鸡精烧沸，撇去浮沫，浇在榨菜和肉丝上即成。

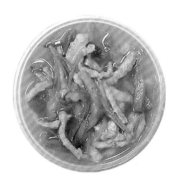

膳食专家建议

1. 适合常吃油腻者，以及大病初愈或患小病而胃口不佳者食用。

2. 孕妇要尽量少吃榨菜。

3. 呼吸道疾病、糖尿病、高血压患者应少食。

4. 过多食用榨菜容易加重心脏负担，引起高血压。

5. 慢性腹泻者忌食。

6. 榨菜适用量：每次10g左右。

勾起食欲的法宝——根菜类小咸菜

咸菜是一种中国饮食文化。古代时，因为冬天没有时令鲜蔬，所以中国人发明了腌菜。在各种各样的咸菜中，根菜类蔬菜常作为主料或配料，是制作咸菜频率最高的一类蔬菜。

腌菜小窍门

腌菜的坛子要放在阴凉处。腌菜时间越长，味道越浓，切记一次不要腌太多。

腌菜知识小测试

1.用哪种盐腌菜最健康？

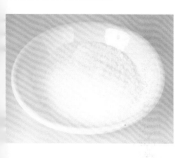

A 细盐

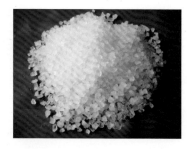

B 粗盐

答案：选B。腌菜的盐最好用粗盐。粗盐与细盐相比，保留有较多原有的微量元素。适当摄入这些元素，对人的身体会起到很好的平衡作用。盐撒在食物上可以短期保鲜，用来腌制食物还能防变质。

2.下面哪种容器最适合用来腌菜？

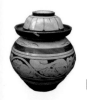

A 坛子

B 金属罐

C 塑料盒

答案：选A。腌菜一般含有酸性物质，哪怕是为腌菜而调制的酱料也不可以使用金属或塑料容器盛装。

3.腌咸菜时，下面哪种液体是可以用到的？

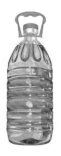

A 油（包括香油）

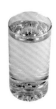

B 生水

C 热水

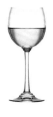

D 白酒

答案：选C和D。

1 腌菜过程中要忌油、忌生水。腌菜的坛子、切菜的菜板，以及腌菜做好之后取食咸菜的筷子，都应是干净的、无油的，否则很容易滋生细菌。

2 适量添加一点白酒，不仅能增加菜的香味，而且能起到防腐的作用。

茎蓝

吃法多样的肉质甘蓝

茎蓝又称土芥，球茎甘蓝，原产于地中海沿岸，由叶用甘蓝变异而来。其叶柄细长，生长出一定数量的叶丛后，短缩茎膨大，形成圆或扁圆形的肉质茎。肉质茎皮色呈绿或绿白色，少数品种呈紫色。肉质茎脆嫩，可鲜食、熟食或腌制。茎蓝营养丰富，具有消食积、祛痰的食疗作用。

成熟期：春季育苗在3~4月；夏季育苗在6~7月；秋季育苗在10~11月；冬季育苗在次年的2月初。

主产地：内蒙古、新疆、黑龙江。

茎蓝营养调查（以100g为例）

热量	32kcal
蛋白质	1.3g
脂肪	0.2g
碳水化合物	7g
膳食纤维	1.3g
维生素A	3μg
胡萝卜素	20μg

功效
利水消肿、止咳化痰、清神明目、醒酒降火、解毒

鲜品绞汁服用，对胃病有辅助治疗作用，能促进胃与十二指肠溃疡的愈合

性味
性凉，味辛

最佳茎蓝单株重：500~700g

营养翻番的食用法则

腰果拌茎蓝

材料：
茎蓝250g，腰果70g，盐、白糖、醋、鸡精、生抽、胡椒粉、橄榄油、蒜末、辣椒油各适量。

做法：
1. 将茎蓝削皮，切成条状，放入开水中焯一下。
2. 将焯过水的茎蓝条与腰果用上述调料拌匀即可。

茎蓝烧牛肉

材料：
牛肉（肥瘦）500g，茎蓝200g，苹果50g，葱、姜、花椒、酱油、盐、八角、豆瓣酱、鲜汤、食用油各适量。

做法：
1. 将牛肉、茎蓝、苹果均切成2cm左右的小块。
2. 锅中烧水，水开放牛肉，舀去浮沫，再放葱、姜、花椒、酱油、盐、八角、苹果，小火烧至牛肉七成熟。
3. 热锅放食用油，下豆瓣酱炒出红油，加鲜汤烧开，将汁水倒入牛肉锅内，再加入茎蓝同烧至肉软烂即可。

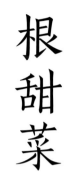

根菜类蔬菜

根甜菜

成熟期：4~5月；10~11月。
主产地：甘肃。

根甜菜营养调查
（以100g为例）

热量	87kcal
碳水化合物	23.5g
膳食纤维	5.9g
钙	56mg
钾	254mg
钠	20.8mg
镁	38mg
铁	0.9mg

食用历史悠久的"生命之根"

　　根甜菜又名红甜菜、红菜头，起源于地中海沿岸，在西方有着悠久的食用历史。其肉颜色红艳，是配菜、调色、增加花样的良好原料。根甜菜营养丰富，能辅助治疗贫血、高血压，具有软化血管、预防胃溃疡、甲状腺肿大及动脉粥样硬化的功效；还有泻下作用，可消除腹中过多水分，缓解腹胀。它也是辅助治疗血液疾病的重要药物之一，被誉为"生命之根"。

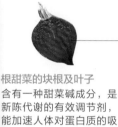

根甜菜的块根及叶子
含有一种甜菜碱成分，是新陈代谢的有效调节剂，能加速人体对蛋白质的吸收，改善肝功能

根甜菜汁液
可以快速提升精力和增加耐力，还可以降低血压和促进心脏健康，特别适合运动量大的运动员和体力虚弱的老人

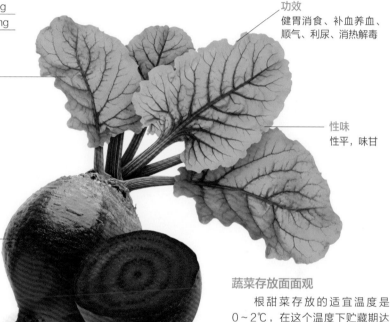

功效
健胃消食、补血养血、顺气、利尿、消热解毒

性味
性平，味甘

蔬菜存放面面观
　　根甜菜存放的适宜温度是0~2℃，在这个温度下贮藏期达200~220天。建议先把根甜菜放在保鲜盒中，再放入冰箱保鲜层中即可。

营养翻番的食用法则

俄式红菜汤

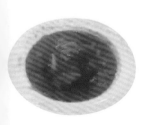

材料：
根甜菜3个，马铃薯3个，黄瓜1根，俄式熟香肠适量，熟鸡蛋2个，香菜少量，酸奶油、白醋、盐各适量。

做法：
❶ 将根甜菜下开水煮熟，切成细丝。马铃薯用开水煮熟，切成丁。熟鸡蛋、生黄瓜、熟香肠均切成丁。
❷ 将根甜菜丝、马铃薯丁、鸡蛋丁、黄瓜丁和熟香肠丁一起放入凉开水中，加盐、白醋调匀。
❸ 盛入餐盘后，可按个人口味加入适量的香菜末、酸奶油拌匀即食。

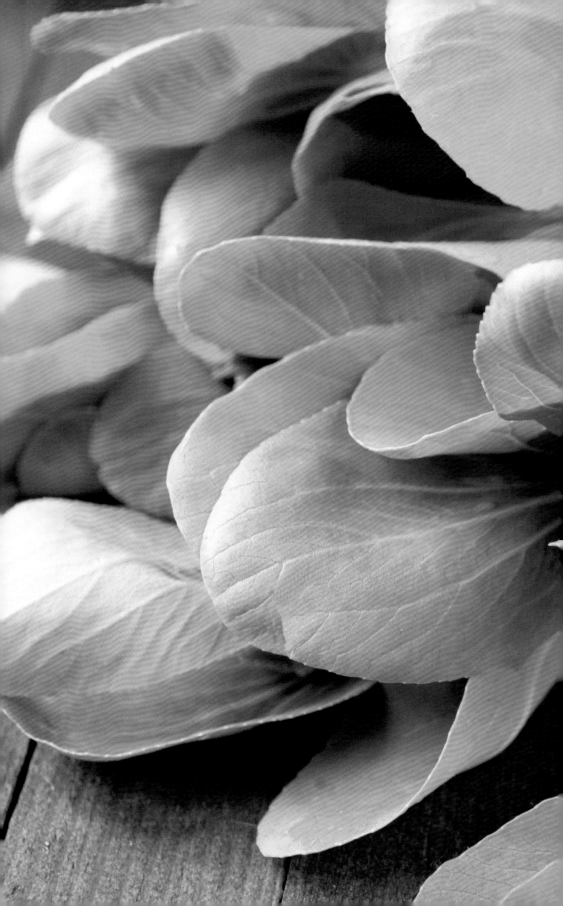

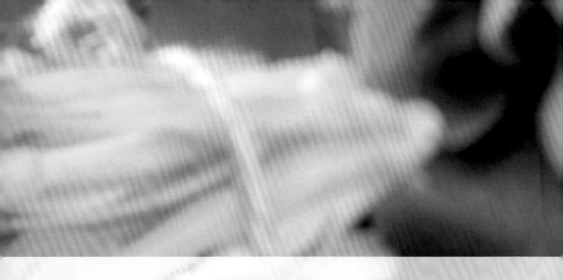

第二章

白菜类、甘蓝类和叶用芥菜类蔬菜

　　白菜类蔬菜是十字花科芸薹属中的一个栽培品种，原产于我国，是真正地道的中国食材。周代《诗经》"采葑采菲，无以下体"中提到了葑。晋代《南方草木状》讲到了菘，葑和菘都是白菜的古称。

　　甘蓝类蔬菜于16世纪传入我国，国内现今南、北均有广泛栽培。

　　我国是芥菜类蔬菜的原产地，西安半坡遗址和长沙马王堆一号汉墓都有关于芥菜的记载。

　　本章介绍的白菜类蔬菜有大白菜、小白菜、娃娃菜和油菜，甘蓝类蔬菜有卷心菜、紫甘蓝、菜花和西蓝花，叶用芥菜类蔬菜有芥蓝、芥菜和雪里蕻。

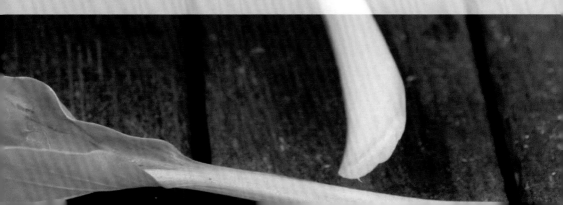

| 英文名：Chinese cabbage | 别名：菘、包心白菜 | 科属：十字花科，芸薹属 |

大白菜

冬日大白菜美如笋

　　大白菜原产于我国，古名为"菘"，种植历史非常悠久。它具有产量大、耐储存、物美价廉等特点，是人们经常食用的蔬菜之一。大白菜富含维生素及少量矿物质，不仅营养丰富，也具有一定的药用价值。白菜叶可供炒食、生食、盐腌、酱渍，外层脱落的菜叶亦可作饲料。白菜还含有丰富的粗纤维，能刺激肠胃蠕动，有促消化、润肠排毒的作用。

成熟期： 11~12月；1~2月。
主产地： 山东、北京、河北、辽宁、吉林。

大白菜营养调查
（以100g为例）

热量	18kcal
蛋白质	1.5g
碳水化合物	3.2g
脂肪	0.1g
膳食纤维	0.8g
维生素A	20μg
胡萝卜素	120μg

性味
性平，味甘

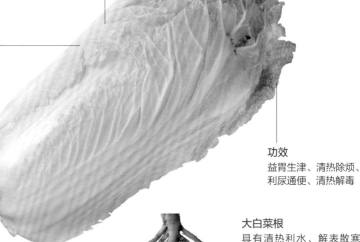

大白菜叶
含有丰富的维生素C、维生素E，有很好的护肤和养颜功效

功效
益胃生津、清热除烦、利尿通便、清热解毒

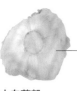

大白菜帮
含有丰富的粗纤维，能起到润肠、促进排毒的作用；还能刺激肠胃蠕动，促进大便排泄，有辅助消化、预防肠癌的作用

大白菜根
具有清热利水、解表散寒、养胃、止渴的功效。将大白菜根洗净切片，与生姜、葱白等煎汤服用，可治疗感冒初期恶寒发热、胃热阴伤

您选哪一种？

山东胶县大白菜
属于结球型大白菜。菜叶绿色，叶面微皱，上有稀疏的毛刺。菜帮较薄，微甜。
最适宜食用方法： 炒食、生食。

北京青白口
属于结球型大白菜。菜叶浅绿色。叶面有褶皱，菜叶顶端紧密贴合形成圆球形，顶部稍大而平。菜帮水分较多，膳食纤维较少，煮食易烂。
最适宜食用方法：
涮火锅。

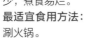

天津绿大白菜
属于结球型大白菜。菜叶多呈深绿色。整棵菜细长、柔嫩。菜帮比较薄，膳食纤维含量适中，生食口感甜脆，煮食易烂。
最适宜食用方法： 炖食。

白菜类、甘蓝类和叶用芥菜类蔬菜

第一步
选菜

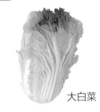

大白菜

菜叶

菜帮

选择七八成熟的大白菜为宜，且菜帮无硬伤，菜叶无腐烂。

第二步
晒菜

晒至菜帮不脆，菜叶开始打蔫即可。

第三步
杀菌

 :   = 1:50

盐　　　水

（500ml水中放10g盐）

小贴士
　　一定要用新毛巾蘸白酒擦拭酸菜缸内侧及石头表面，然后用清水洗净晾干，才能起到杀菌的作用。

操作步骤：
❶ 将大白菜用水洗净。
❷ 用盐水浸泡大白菜，盐与水的比例为1:50。将盐与水充分混合，把大白菜放入盐水中浸泡。
❸ 用白酒对酸菜缸及压菜的石头进行消毒。

第四步
入缸

操作步骤：
❶ 将大白菜一棵棵、一层层从缸底开始转圈摆实，菜与菜之间不留空隙，摆好后在最顶层的大白菜上压上消毒后的石头。
❷ 将浸泡过大白菜的剩余盐水倒入缸内。
❸ 第二天、第三天再往缸内加热水，水一定要没过大白菜。

小贴士
1. 多大的缸就腌多少大白菜，一定要保证压菜的石头够大够重且不掉颜色。
2. 腌制酸菜千万不能用塑料容器，最好用瓷缸。

第五步
封缸

用一块消毒后的塑料膜密封缸口，缸内空气越少越好。

第六步
发酵

发酵过程中缸里会产生气泡，要随时将塑料膜抹平。

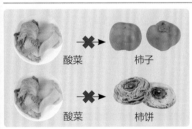

酸菜　　柿子

酸菜　　柿饼

膳食专家建议
1. 食用酸菜要适量，如果长期贪食质量差、食品卫生差、霉、腌浸时间短的酸菜，则可能引起泌尿系统结石，也可能出现皮肤和嘴唇青紫、头痛头晕、恶心呕吐、心悸等中毒症状。
2. 酸菜不能与柿子同食，否则会导致胃结石。

小贴士
　　酸菜腌一个半月以后，就不能再放在缸里。如果想继续食用，可以捞出来放在冰箱里冷冻。

英文名：Rape	别名：青菜、小白菜、上海青	科属：十字花科，芸薹属

小油菜

翠绿爽口、广泛食用的家常青菜

小油菜原产于我国，又名上海青，属于大白菜的变种。它所含有的矿物质能够促进人体骨骼发育，加速人体新陈代谢，增强机体的造血功能。其含有的胡萝卜素、烟酸等营养成分，则是维持人体生命活动的重要物质。

成熟期：10月中旬至次年2月中旬。

主产地：南京、苏州。

小油菜营养调查（以100g为例）

蛋白质	1.8g
碳水化合物	38g
胡萝卜素	620μg
钙	108mg
磷	39mg
铁	1.2mg

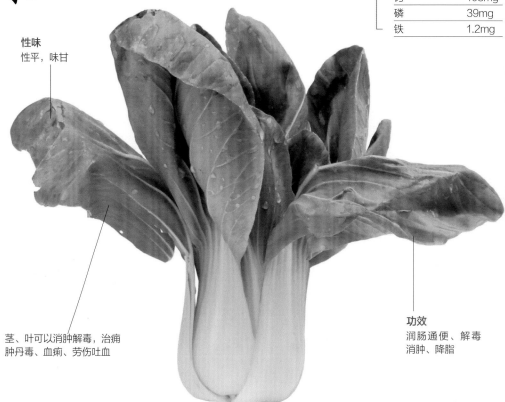

性味
性平，味甘

茎、叶可以消肿解毒，治痈肿丹毒、血痢、劳伤吐血

功效
润肠通便、解毒消肿、降脂

小油菜榨汁小窍门

把茎和叶分开，将叶子卷成卷，茎切段更利于榨汁。

膳食专家建议

1. 小油菜特别适合口腔溃疡、口角湿白、齿龈出血、牙齿松动、瘀血腹痛、癌症等患者食用。
2. 孕早期妇女、目疾患者，以及小儿麻疹后期、疥疮、痧痘、狐臭等患者应少食小油菜。

您选哪一种？

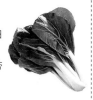

白梗小油菜

叶绿色，叶柄白色，质地脆嫩，苦味较小，略带甜味。

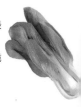

青梗小油菜

叶绿色，叶柄淡绿色，扁平微凹，叶片肥厚。质地脆嫩，略有苦味。

小油菜炖金针菇

材料：

金针菇100g，小油菜4棵，鸡汤、盐、鸡精、香油各适量。

做法：

❶ 将金针菇泡发，去蒂洗净。小油菜择干净，叶子一片片撕下来，淘洗干净。

❷ 将锅置火上，放入鸡汤烧热，加入金针菇、盐煮熟。

❸ 加入小油菜再煮2分钟，淋入香油即可。

功效：

对高血压、糖尿病患者都有补益作用。

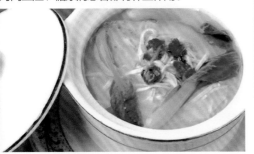

凉拌小油菜

材料：

嫩小油菜 500g，香油、盐、醋、葱花各适量。

做法：

❶ 将小油菜梗、叶分开后洗净。

❷ 置锅烧水，水沸腾时下入小油菜煮熟，捞出沥干水分，再装盘。

❸ 用适量的香油、盐、醋、葱花与小油菜拌匀即可食用。

功效：

宽肠通便、降血糖，糖尿病、便秘患者宜常食。

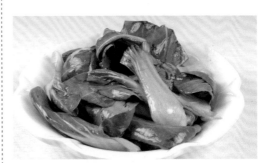

白菜类、甘蓝类和叶用芥菜类蔬菜

苹果小油菜汁

材料：

苹果150g，小油菜100g，柠檬50g，冰块适量。

做法：

❶ 将苹果洗净，去皮、核，切块。

❷ 小油菜洗净备用。柠檬连皮切成3块。

❸ 把柠檬放入榨汁机压榨成汁，苹果、小油菜也同样压榨成汁。

❹ 将果菜汁倒入杯中，再加入冰块即可。

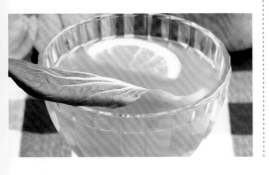

浇汁小油菜

材料：

小油菜300g，肉皮200g，食用油、水淀粉、高汤、葱丝、姜丝、盐、酱油、花椒粉、鸡精各适量。

做法：

❶ 将油菜洗净，纵切成两半，下入高汤中烫熟，摆盘。肉皮切成2cm左右的段。

❷ 置锅放油，油至七成热时下入姜丝爆香，再下入肉皮翻炒，炒熟后加调料和高汤烧15分钟，再用水淀粉勾芡浇在小油菜上即可。

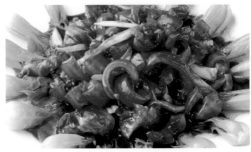

英文名：Pakchoi cabbage	别名：青菜　科属：十字花科，芸薹属

小白菜

富含矿物质、维生素的营养青菜

　　小白菜是大白菜的变种。其叶坚挺，呈椭圆或长圆形，色泽青绿，叶柄窄。小白菜是含矿物质和维生素最丰富的白菜类蔬菜，所含的钙、维生素C、胡萝卜素均比大白菜高，而所含的碳水化合物成分则略低于大白菜。

成熟期：5~11月上旬。
主产地：常州、扬州、温州。

小白菜营养调查（以100g为例）

热量	17kcal
蛋白质	1.5g
脂肪	0.3g
碳水化合物	2.7g
膳食纤维	1.1g
维生素A	280μg
胡萝卜素	1680μg

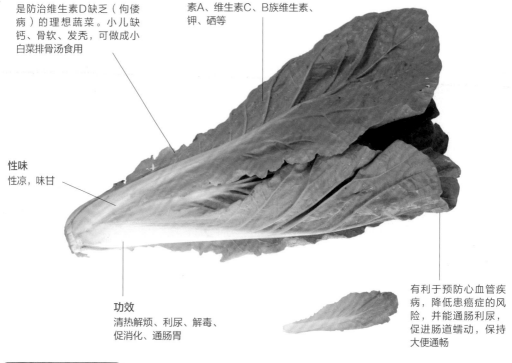

是防治维生素D缺乏（佝偻病）的理想蔬菜。小儿缺钙、骨软、发秃，可做成小白菜排骨汤食用

富含膳食纤维和抗过敏的维生素A、维生素C、B族维生素、钾、硒等

性味
性凉，味甘

功效
清热解烦、利尿、解毒、促消化、通肠胃

有利于预防心血管疾病，降低患癌症的风险，并能通肠利尿，促进肠道蠕动，保持大便通畅

营养翻番的食用法则

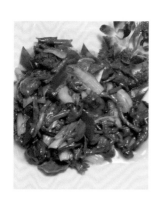

金顶菇炒小白菜

材料：

小白菜300g，金顶菇100g，红椒、青椒各20g，盐5g，胡椒粉3g，葱花、姜丝、水淀粉、食用油各适量。

做法：

❶ 将金顶菇泡发，小白菜切成段，红、青椒切成菱形块。

❷ 热锅放食用油，油至七成热时下葱花、姜丝爆香。

❸ 下入金顶菇翻炒均匀，将熟时下小白菜翻炒2分钟，放盐、胡椒粉及红椒、青椒块调味。

❹ 出锅前再用适量水淀粉勾芡即可。

成熟期: 11~12月; 1~2月。
主产地: 山东、北京、河北、辽宁、吉林。

娃娃菜营养调查
（以100g为例）

蛋白质	1.9g
膳食纤维	2.3g
钠	19mg
维生素A	8mg
叶酸	86ug
维生素C	12ug

巧辨白菜心与娃娃菜

1 口感
白菜心水分较多，没有娃娃菜细腻润滑。

2 颜色
娃娃菜叶子嫩黄。白菜心因接触阳光少，菜叶颜色白中泛着微黄。

3 外形
娃娃菜帮薄，叶脉较细。白菜心帮厚，叶脉宽大。

4 包心
白菜心包心生长紧密，叶子严重皱缩，呈扭曲状。娃娃菜包心舒展，叶面比较平整。

形味俱佳的微型大白菜

娃娃菜又称微型大白菜，它的钾含量比大白菜高很多，经常有倦怠感的人宜多食。其富含叶酸，非常适合孕妇食用。娃娃菜口感鲜嫩清甜，卖相也好，因此颇受人们青睐，风靡国内市场。

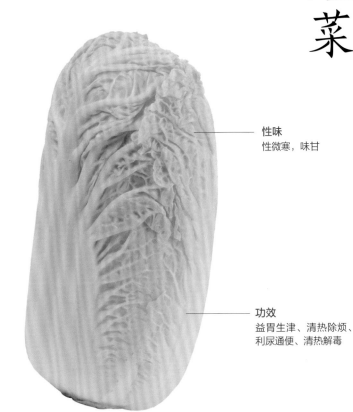

性味
性微寒，味甘

功效
益胃生津、清热除烦、利尿通便、清热解毒

娃娃菜

白菜类、甘蓝类和叶用芥菜类蔬菜

营养翻番的食用法则

上汤娃娃菜

材料:
娃娃菜3棵，皮蛋2个，青椒1个，红椒1个，红枣5个，枸杞1汤匙，蒜2瓣，姜2片，葱1根，高汤3杯，食用油3汤匙，盐1/4汤匙，鸡精1/3汤匙，水淀粉适量。

做法:
❶ 将皮蛋去壳，切成6瓣；红枣、枸杞洗净，用清水泡发；娃娃菜纵切成两半；青椒红椒洗净，切块。蒜葱洗净后，蒜切片，葱切段。

❷ 烧热3汤食用油，姜片、蒜片和葱段入锅炒香，再倒入青椒、红椒块炒匀。注入3杯高汤，加入红枣和枸杞搅匀煮沸。

❸ 放入皮蛋和娃娃菜拌匀，加盖以中小火煮5分钟。

❹ 煮至娃娃菜变软，加入盐、鸡精和水淀粉搅匀即可。

功效:
养胃生津、除烦解渴、清热解毒。

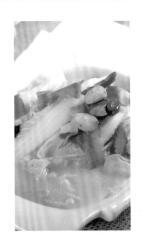

卷心菜

厨房中的天然养胃药

卷心菜又称圆白菜、包心菜、高丽菜，起源于欧洲地中海沿岸，明清之际传入我国，并逐渐成为人们餐桌上必备的蔬菜。卷心菜不仅营养丰富，还有很好的食疗保健作用。它所含的维生素K及维生素U可促进胃黏膜的修复，改善胃溃疡。十二指肠溃疡所引起的不适，被称为"厨房中的胃药"。日本有研究发现，圆白菜中所含的硫配糖体能杀死幽门螺旋杆菌，有抑制胃炎的效果。

成熟期：10~12月。
主产地：东北、西北、华北、华南较冷地区。

卷心菜营养调查（以100g为例）

热量	24kcal
蛋白质	1.5g
碳水化合物	4.6g
膳食纤维	1g
维生素A	12μg
胡萝卜素	70μg

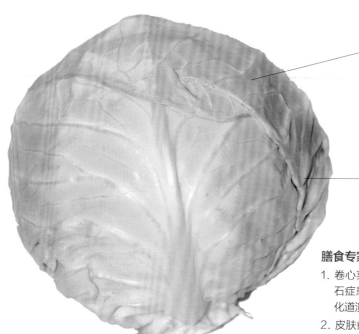

功效
缓急止痛，养胃益脾、清热除烦、消食下气、利五脏、安筋骨

性味
性平，味甘

膳食专家建议

1. 卷心菜特别适合动脉硬化者、胆结石症患者、肥胖患者、孕妇及有消化道溃疡的人食用。
2. 皮肤瘙痒性疾病者、眼部充血者忌食卷心菜。
3. 卷心菜含有大量膳食纤维，且质硬，故脾胃虚寒、小儿脾弱者不宜多食。此外，腹腔和胸外科手术后出血特别严重者也不宜食用。

您选哪一种

尖头卷心菜
叶球顶部尖，近似心脏形。代表品种有上海的鸡心甘蓝、河北的牛心甘蓝等。

圆头卷心菜
代表品种有喀什夏莲花白、延春甘蓝等。

平头卷心菜
代表品种有大同大日圆、张家口茴子白等。

清炒卷心菜

材料：

卷心菜400g，姜丝10g，枸杞10粒，色拉油2大匙，盐1/2小匙，香菇粉1/4小匙，米酒1小匙。

做法：

❶ 将卷心菜洗净并切片；枸杞洗净并沥干，备用。

❷ 热锅，加入2大匙色拉油，将姜丝爆香后，放入卷心菜、枸杞炒至微软后。

❸ 加入其余调味料拌炒至入味即可。

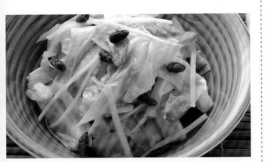

葡萄卷心菜梨子汁

材料：

葡萄150g，卷心菜50g，梨100g，柠檬30g，冰块少许。

做法：

❶ 将葡萄剥皮，去子；卷心菜洗净。

❷ 梨洗净，去皮、核，切块；柠檬切片。

❸ 葡萄用卷心菜叶包裹，放入榨汁机。

❹ 再放入柠檬、梨一起榨成汁，加冰块即可。

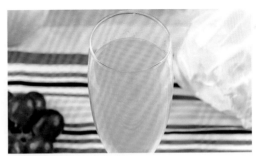

白菜类、甘蓝类和叶用芥菜类蔬菜

培根卷心菜

材料：

卷心菜400g，培根50g，培根50g，红辣椒1个，水3大匙，色拉油1大匙，盐1/4小匙，白糖1/2小匙。

做法：

❶ 将卷心菜洗净后切片；培根及红辣椒洗净切小片；蒜洗净切末，备用。

❷ 热锅，加入色拉油，以小火爆香蒜末、红辣椒片及培根片。

❸ 续加入卷心菜、水、盐及白糖，炒至圆白菜变软即可。

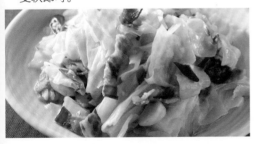

卷心菜葡萄汁

材料：

卷心菜120g，葡萄80g，柠檬50g，冰块（刨冰）少许。

做法：

❶ 将卷心菜洗净，葡萄洗净，柠檬洗净切片。

❷ 用卷心菜叶把葡萄包起来。

❸ 将所有材料放入榨汁机内榨出汁即可。

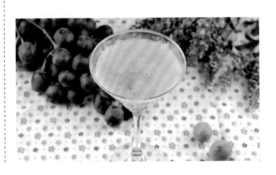

紫甘蓝

色泽艳丽、营养丰富的"紫包菜"

　　紫甘蓝又称红甘蓝、紫包菜，起源于地中海沿岸，是结球甘蓝中的一个类型。其叶片紫红，结球紧实，耐存储，种植范围很广。可生食、汤食、炒食或为餐品配色。紫甘蓝富含维生素，并含有丰富的花青素、膳食纤维，有降血脂、降胆固醇的作用，还能够促进肠胃蠕动，增强消化功能，有助于减肥。

成熟期：10~12月。
主产地：东北、西北、华北、华南较冷地区。

紫甘蓝营养调查（以100g为例）

胡萝卜素	15ug
维生素C	55mg
烟克酸	0.3mg
钙	100mg
磷	56mg
铁	1.9mg

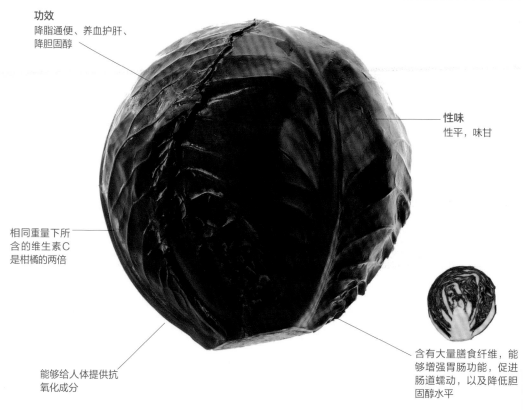

功效
降脂通便、养血护肝、降胆固醇

性味
性平，味甘

相同重量下所含的维生素C是柑橘的两倍

能够给人体提供抗氧化成分

含有大量膳食纤维，能够增强胃肠功能，促进肠道蠕动，以及降低胆固醇水平

蔬菜存放面面观

　　紫甘蓝适宜冷藏，冷藏温度宜控制在-1~0℃。
　　存放紫甘蓝时，如果需要堆在一起冷藏，一定要在菜与菜之间留有空隙，以利于通风散热。
　　存放前不要清洗，直接放在保鲜袋中，排出袋内空气，然后放入冰箱冷藏。
　　（注：其他甘蓝类蔬菜也可用上述方法存储）

挑选紫甘蓝的小窍门

1.看。看结球形状，球形或扁球形的为佳。
2.捏。饱满紧实的最好。
3.掂。大小相同，重的为好。

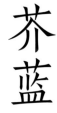

成熟期：8月~次年3月。
主产地：福建、海南、广东、广西。

芥蓝营养调查
（以100g为例）

热量	22kcal
蛋白质	2.8g
碳水化合物	2.6g
膳食纤维	1.6g
维生素A	575μg
维生素C	76mg
胡萝卜素	3450μg

芥蓝有一种独特的苦味，能起到消暑解热的作用

芥蓝含有机碱，既能刺激人的味觉神经，增进食欲，又能加快胃肠蠕动，帮助消化

高维生素C的美味蔬菜

芥蓝是我国特产蔬菜之一，食用部位为肥大的肉质茎和嫩叶，口感脆嫩清香。它含有丰富的营养成分，每100g鲜品中含有的维生素C高达76mg。

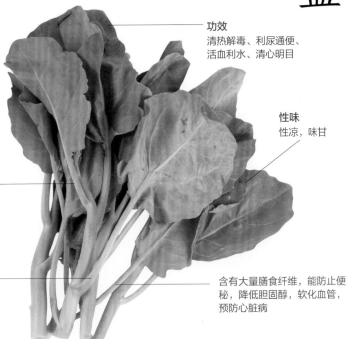

功效
清热解毒、利尿通便、活血利水、清心明目

性味
性凉，味甘

含有大量膳食纤维，能防止便秘，降低胆固醇，软化血管，预防心脏病

膳食专家建议

1. 芥蓝的食用部位是肥大的肉质茎和嫩叶，适宜炒、拌、烧，也可作配料、汤料等。

2. 芥蓝有苦涩味，炒时加入少量糖和酒可以改善口感。如需在炒时加入汤水，则要比一般菜多一些，炒的时间也要长些，因为芥蓝梗粗，不易熟透。

3. 炒芥蓝时可放少量豉油、糖调味，起锅前放少量料酒。

营养翻番的食用法则

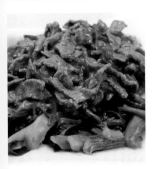

芥蓝牛肉

材料：
芥蓝、瘦牛肉、蛋清、水淀粉、姜末、盐、香油、食用油各适量。

做法：

❶ 将芥蓝洗净，用开水焯熟后立即用冷水过凉，切段备用。

❷ 牛肉洗净横切成片，与蛋清、水淀粉、盐一起拌匀。

❸ 油锅加热，放入姜末炒香，将处理好的牛肉片放入炒熟。

❹ 芥蓝过油清炒并加少量盐调味后盛盘码好，将炒熟的牛肉片盖上，滴上几滴香油即可。

西蓝花

营养全面、风味独特的"蔬菜皇冠"

西蓝花原产于地中海东部沿岸，是一种膳食纤维含量多、品质鲜嫩、营养丰富的蔬菜。其营养成分位居同类蔬菜之首，被誉为"蔬菜皇冠"。西蓝花含有丰富的维生素C，能增强肝脏的解毒能力，提高机体免疫力。多吃西蓝花还够维护血管的韧性，减少心血管疾病的发生，还可以降低患胃癌、乳腺癌、直肠癌的风险率。

成熟期： 5月中旬~10月上旬。
主产地： 福建、广东、上海、云南。

西蓝花营养调查（以100g为例）

热量	26kcal
蛋白质	2.1g
碳水化合物	4.6g
膳食纤维	1.2g
维生素A	5μg
维生素C	89.2mg
胡萝卜素	30μg

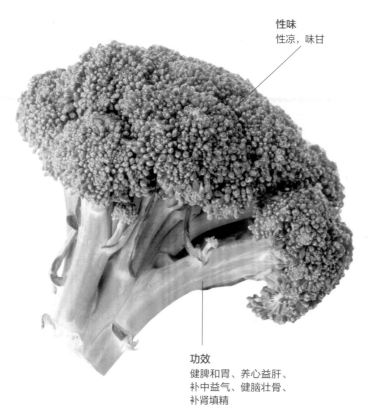

性味
性凉，味甘

功效
健脾和胃、养心益肝、补中益气、健脑壮骨、补肾填精

膳食专家建议

1. 西蓝花性凉味甘，可补肾填精、健脑壮骨、补脾和胃，主治久病体虚、肢体痿软、耳鸣健忘、脾胃虚弱、小儿发育迟缓等病症。

2. 常吃西蓝花可增强肝脏的解毒功能，尤其是酒后食用，还能提高肝脏对乙醇的分解代谢能力，预防酒精性肝硬化的发生。

3. 西蓝花煮后颜色会变得更加鲜艳，但在焯西蓝花时时间不宜太长，否则口感会大打折扣。

4. 西蓝花焯水后应放入凉开水内过凉，捞出沥干再用，烧煮和加盐时间也不宜过长，才不会丧失防癌抗癌的营养成分。

营养翻番的食用法则

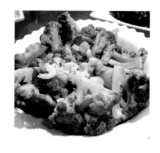

蒜蓉西蓝花

材料：
西蓝花400g，蒜15g，干淀粉5g，盐2g，鸡精5g，水90ml。

做法：

❶ 将西蓝花洗净切块，放到沸水里焯熟，捞出装盘待用。

❷ 蒜剥皮，制成蒜蓉；用水、干淀粉、盐、鸡精调成水淀粉备用。

❸ 调好的水淀粉放入炒锅，小火轻轻搅拌到透明状，放入蒜蓉搅匀，再淋在西蓝花上即可。

成熟期：5月中旬~10月上旬。
主产地：福建、广东、上海、云南。

菜花营养调查
（以100g为例）

热量	26kcal
蛋白质	2.1g
碳水化合物	4.6g
膳食纤维	1.2g
维生素A	5μg
胡萝卜素	30μg

老少咸宜的食物良药

菜花原产地中海沿岸，为甘蓝的变种。其食用部位为花球，烹炒后柔嫩可口、味道鲜美。菜花含有大量的维生素及其他多种营养物质，经常食用，不仅可以改善失眠多梦的状态，还能增加血管的弹性，起到预防心血管疾病的作用。其所含的膳食纤维可以促进肠道蠕动，有助于减肥。

性味
性平，味甘

功效
补肾填精、健脑壮骨、补益心脾

菜花富含维生素C，能提高人体免疫功能，增加抗病能力，防止感冒和坏血病的发生

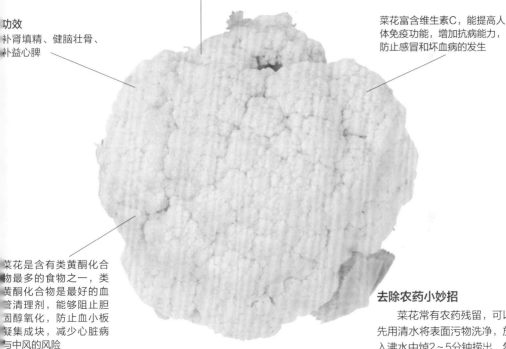

菜花是含有类黄酮化合物最多的食物之一，类黄酮化合物是最好的血管清理剂，能够阻止胆固醇氧化，防止血小板凝集成块，减少心脏病与中风的风险

去除农药小妙招

菜花常有农药残留，可以先用清水将表面污物洗净，放入沸水中焯2~5分钟捞出，然后用清水冲洗1~2遍。

营养翻番的食用法则

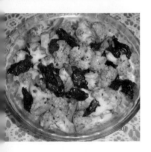

腊肉炒菜花

材料：
菜花半个，腊肉100g，干辣椒3个，盐、鸡精、食用油各适量。

做法：
❶ 将菜花掰小块。腊肉切片，干辣椒切段。

❷ 锅中放油烧至六成热，下干辣椒炒出香味，放入腊肉炒约1分钟。

❸ 将腊肉推至锅边，倒入用沸水焯过的菜花（如果喜欢吃脆菜花就不用焯水），放盐炒2分钟。放鸡精翻炒均匀即可。

芥菜

既能腌制又可入药

　　芥菜是中国特产蔬菜之一, 有芥子菜、叶用芥菜、茎用芥菜、薹用芥菜、芽用芥菜和根用芥菜等多个种类。芥菜腌制后有特殊的鲜味和香味。芥菜籽有辣味, 可榨油或做芥末。芥菜含有丰富的蛋白质、维生素和矿物质, 既能提神醒脑, 又能增强人体免疫力。叶梗加入鸡汤一起煮, 味道十分鲜美。

成熟期: 10月~次年5月。
主产地: 广东、福建、四川。

芥菜营养调查
（以100g为例）

热量	16kcal
蛋白质	1.8g
碳水化合物	2g
膳食纤维	1.2g
维生素A	283μg
胡萝卜素	1700μg

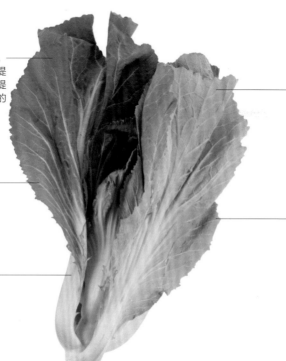

含有大量的维生素C, 能增加大脑氧含量, 提高大脑活性, 因此有提神醒脑、缓解疲劳的作用

性味
性温, 味辛

能促进胃肠消化, 增进食欲

功效
祛风散寒、温肺化痰、温中健胃平喘, 消肿止痛、安神除乏

有解毒消肿的功效, 能抗感染和预防疾病的发生

养生有方

小贴士

　　芥菜常被制成腌制品食用, 但腌制后含有大量的盐分, 高血压、血管硬化患者应注意少食, 以限制盐的摄入。芥菜生食有辛辣味, 因此在做凉拌菜或拌沙拉时应避免用得太多。

[主治]	[材料]	[用法]
中虚胃寒痰饮阻滞咳嗽胸闷	芥菜500g ＋ 猪瘦肉250g	将猪瘦肉先炒半熟, 再加入芥菜一起炒熟, 加盐调味
漆疮瘙痒	芥菜水	用芥菜水经常洗疮, 能有效缓解瘙痒症状
痔疮肿痛	芥菜泥	用芥菜泥频繁敷患处

成熟期：10月~次年4月。
主产地：江苏、浙江。

雪里蕻营养调查
（以100g为例）

蛋白质	2g
维生素C	31mg
碳水化合物	4.7g
钙	230mg
铁	3.2mg

性味

性温，味辛

功效

解毒消肿、开胃消食、温中利气、明目利膈

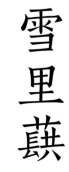

雪里蕻

适合腌制食用的叶用芥菜

雪里蕻是芥菜的变种，因其叶子到了秋冬季会变成紫红色而得名"雪里红"。人们通常会将其茎和叶子一起腌制后食用，也可炒食。雪里蕻有解毒的功效，能够抑制细菌产生的毒素，促进伤口愈合，可用来辅助治疗感染性疾病。

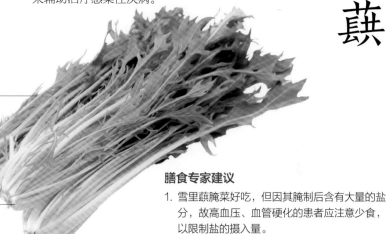

膳食专家建议

1. 雪里蕻腌菜好吃，但因其腌制后含有大量的盐分，故高血压、血管硬化的患者应注意少食，以限制盐的摄入量。
2. 雪里红性温、味辛，内热偏盛者及患热性咳嗽、疮疡、痔疮、便血及眼疾者不宜食用。

营养翻番的食用法则

雪里蕻炒肉末

材料：

鲜雪里蕻400g，猪瘦肉200g，香油、盐、鸡精、生抽各适量。

做法：

❶ 将雪里蕻洗净后沥干水，切成碎末；猪瘦肉切末。

❷ 锅烧热，放香油，待油烧至五成热时，放入肉末煸炒至变色，再加入雪里蕻同炒。

❸ 雪里蕻炒熟后，加适量盐、鸡精、生抽炒匀即可。

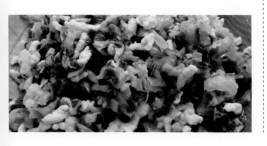

雪里蕻肉丸

材料：

鲜雪里蕻300g，肉末100g，红辣椒、葱丝、料酒、盐、食用油各适量。

做法：

❶ 雪里蕻洗净切末；红辣椒切小段；肉末与葱丝、料酒、少量盐拌匀，并向一个方向搅拌均匀。

❷ 热锅放油，油至七成热时，下葱丝爆香，再下雪里蕻煸炒2~3分钟。

❸ 放入适量清水，烧开后用勺子舀起拌好的肉末下入锅中，肉丸熟后调味即可。

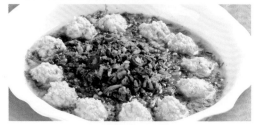

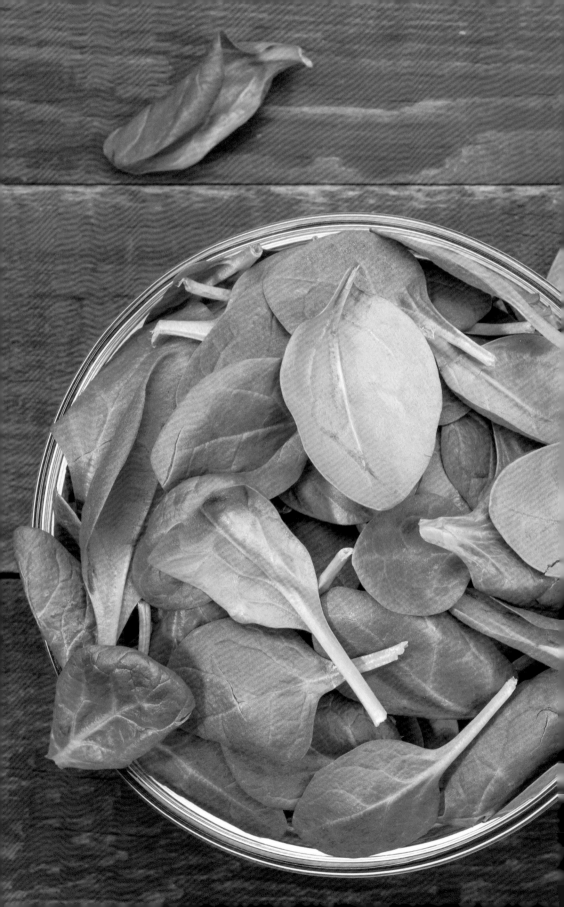

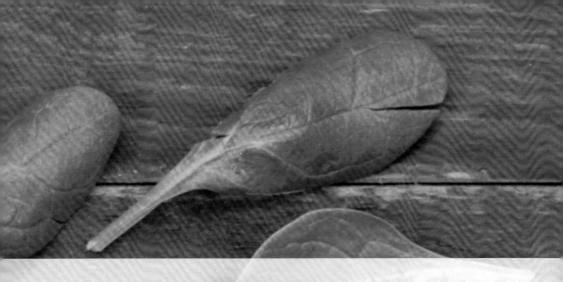

第三章

绿叶菜类蔬菜

　　绿叶菜是对某一类蔬菜的统称，实际上，绿叶菜类蔬菜包括藜科的菠菜、叶用甜菜、榆钱菠菜，伞形花科的芹菜、茴香，菊科的莴苣，苋科的苋菜，旋花科的空心菜，落葵科的落葵，锦葵科的冬寒菜，唇形花科的紫苏、罗勒，十字花科的荠菜，番杏科的番杏，豆科的金花菜，白花菜科的白花菜等，是以柔嫩的叶片、叶柄或肉质的茎部为食用部位的蔬菜。本章主要介绍我国地道的几种绿叶类蔬菜：生菜、芹菜、紫苏、菠菜、茼蒿、苋菜、油麦菜、茴香、空心菜、香菜、苦苣、臭菜和荠菜等。

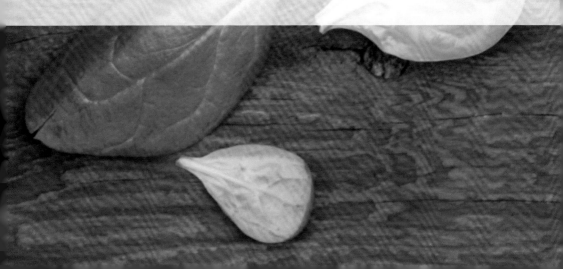

英文名：Spinach	别名：波斯草、菠薐、赤根菜　科属：藜科，菠菜属

菠菜

糖尿病患者的食疗佳蔬

　　菠菜主根发达，肉质根红色，味甜可食。菠菜烹熟后软滑易消化，特别适合老、幼、病、弱者食用。菠菜叶中含有铬和一种类胰岛素样物质，其作用与胰岛素非常相似，能使血糖保持稳定。因此，菠菜尤其适合2型糖尿病患者经常食用，同时适宜高血压、便秘、贫血、坏血病患者及皮肤粗糙者、过敏者食用。

成熟期：一年四季均可播种采收。

主产地：吉林。

菠菜营养调查
（以100g为例）

热量	28kcal
蛋白质	2.6g
脂肪	0.3g
碳水化合物	4.5g
膳食纤维	1.7g
维生素A	487μg
铁	2.9mg

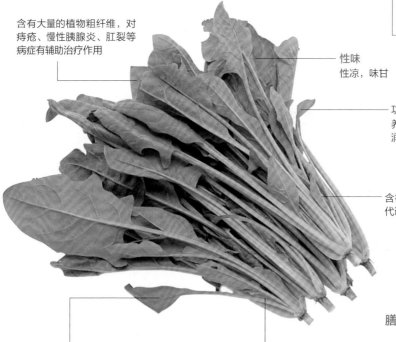

含有大量的植物粗纤维，对痔疮、慢性胰腺炎、肛裂等病症有辅助治疗作用

性味
性凉，味甘

功效
养血止血、生津养阴、润燥通便

含微量元素，能促进人体新陈代谢，增进身体健康

含有胡萝卜素，能维护正常视力和上皮细胞的健康，增加抗病能力，促进儿童生长发育

含有丰富的维生素C、钙、磷及一定量的铁、维生素E等，能供给人体多种营养物质

膳食专家建议

　　圆叶菠菜比尖叶菠菜草酸含量高，食后影响人体对钙的吸收，故食用时应先将菠菜用热水焯一下，以减少草酸含量。

您选哪一种？

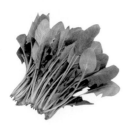

北京尖叶菠菜
叶片薄而狭小，叶尖为箭形，叶面光滑，叶柄细长。

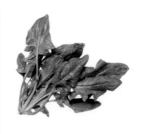

长春圆叶菠菜
叶片肥大，有椭圆形或不太规则形，多褶皱，叶柄较短。

柠檬菠菜柚子汁

材料：

柠檬50g，菠菜100g，柚子120g，冰块少许。

做法：

❶ 将柠檬洗净后，带皮切成3块。

❷ 柚子去皮后。去除果瓤及子。

❸ 将菠菜洗净，折弯。

❹ 将柠檬、菠菜、柚子肉放入榨汁机内榨汁，再加冰块调味即可。

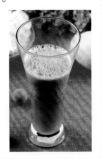

功效：

改善皮肤粗糙症状，淡化黑斑。

菠菜胡萝卜汁

材料：

菠菜100g，胡萝卜50g，西芹60g，卷心菜15g。

做法：

❶ 将菠菜洗净去根，切成小段。

❷ 胡萝卜洗净去皮，切小块。

❸ 将卷心菜洗净，撕成小块；西芹洗净，切成小段。

❹ 将准备好的材料放入榨汁机榨出汁即可。

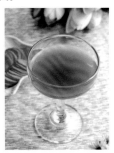

功效：

益肝明目，利膈宽肠。

金针菠菜蜜汁

材料：

金针花60g，菠菜60g，葱白60g，蜂蜜30ml，冷开水80ml，冰块70g。

做法：

❶ 将金针花洗净；葱白、菠菜洗净，切小段。

❷ 将金针花、菠菜、葱白放入榨汁机中榨成汁。

❸ 将榨好的汁倒入搅拌机中，加蜂蜜、凉白开水、冰块，高速搅打30秒钟即可。

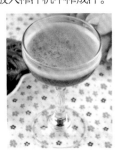

功效：

促进大便排泄，防治肠道肿瘤，降低胆固醇。

草莓蜜瓜菠菜汁

材料：

草莓50g，菠菜50g，哈密瓜120g，蜜柑50g，冰块少许。

做法：

❶ 将草莓用淡盐水洗净，去蒂；哈密瓜去皮，切成块；蜜柑剥皮，去子；菠菜连根洗净备用。

❷ 将草莓、蜜柑、菠菜、哈密瓜放进榨汁机中压榨成汁。

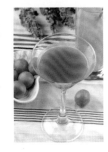

功效：

滋阴润燥、通利肠胃、补血止血。

菠菜猪肝汤

材料：

菠菜100g，新鲜猪肝200g，新鲜猪肉100g，生抽半勺，陈醋半勺，食用油、生淀粉、盐、葱花、鸡精各适量。

做法：

❶ 菠菜保留根部，洗净，切段；猪肝、猪肉切成薄片；生抽、陈醋倒入碗中，再放入生淀粉、盐、葱花、鸡精搅拌均匀，即为腌料；备用。

❷ 把猪肝放入调好的腌料中腌10分钟左右。捞出，放入开水中焯一下，捞起沥干。

❸ 将菠菜先放入开水中焯几分钟后，捞起沥干。

❹ 热锅放食用油，油热下葱和猪肉爆炒，再入两碗水，放菠菜，水开后放入猪肝，等水再开放入适量盐，煮2分钟即可。

功效：

益气补血，适合贫血人群食用。

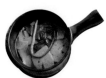

油麦菜

形似凤尾的叶用蔬菜

油麦菜是以嫩梢、嫩叶为食用部位的尖叶型叶用莴苣，叶片呈长针形，色泽绿，口感极为鲜嫩，是生食蔬菜中的上品，有"凤尾"之称。油麦菜的长相有点像莴笋的"头"，叶细长平展，笋又细又短。从血缘关系上看，油麦菜属于叶用莴苣的变种，与生菜相近，因此又名牛俐生菜。

成熟期：10月~次年6月。
主产地：浙江、上海。

油麦菜营养调查（以100g为例）

热量	16kcal
蛋白质	1.4g
碳水化合物	2.1g
脂肪	0.4g
膳食纤维	0.6g
胡萝卜素	360μg

具有降低胆固醇、辅助治疗神经衰弱、清燥润肺、化痰止咳等功效，是一种低热量、高营养的蔬菜

从营养角度来说，食用方法以生食为主

性味
性寒，味甘

功效
清热利尿、清肝利胆、降脂减肥

膳食专家建议

1. 适宜多痰、咳嗽者食用。
2. 胃炎、泌尿系统疾病患者应少食。

营养翻番的食用法则

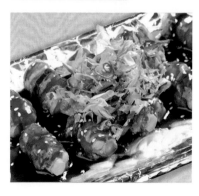

翡翠鲑鱼卷

材料：
鲑鱼肉300g，油麦菜240g，冬笋条50g，火腿、韭黄、盐、五香粉、鸡精、高汤、色拉油各适量。

做法：
❶ 将鲑鱼切片，用盐、五香粉、鸡精腌半小时；火腿切条。
❷ 将韭黄放入高汤中烫软。
❸ 将腌好的鲑鱼片卷入冬笋条、火腿条，用烫软的韭黄扎好。
❹ 鲑鱼卷在少许色拉油中微炸后摆盘，将油麦菜用高汤烫熟，排放在鲑鱼卷周围即可食用。

香灼油麦菜

材料:

油麦菜300g，红尖椒丝10g，青尖椒丝10g，姜丝5g，葱丝20g，香菜10g，生抽15ml，色拉油35ml。

做法:

❶ 将油麦菜洗净，切成5cm长的段，放入沸水锅中焯熟，捞出沥水装盘。

❷ 在油麦菜上撒上姜丝、葱丝、红尖椒丝、青尖椒丝和香菜，淋上生抽。

❸ 炒锅置火上，放入色拉油烧热，舀出热油淋到盘中油麦菜上即可。

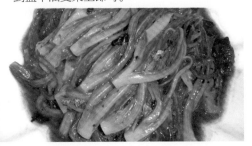

紫菜河虾油麦菜

材料:

水发紫菜50g，河虾50g，油麦菜250g，色拉油、葱花、料酒、盐、鸡精各适量。

做法:

❶ 将水发紫菜撕成小块；河虾放入沸水锅中余熟后捞出；油麦菜择洗净，切成5cm长的段。

❷ 炒锅上火，放入色拉油烧热，投入葱花爆香，再放入河虾，加入料酒，随即放入油麦菜、水发紫菜翻炒，加盐和鸡精，炒熟后淋香油，起锅装盘。

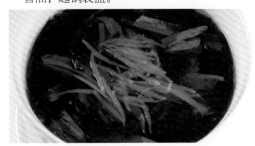

蒜蓉油麦菜

材料:

油麦菜450g，蒜、葱、老抽、食用油、盐各适量。

做法:

❶ 将蒜切成蒜蓉，葱切成葱花。

❷ 食用油烧至八成热，下葱花和部分的蒜蓉炝锅，炒出香味，下油麦菜，快速翻炒。

❸ 加少量老抽翻炒，待油麦菜变得稍软一些，加一勺水，转中火焖。

❹ 将剩余的蒜蓉全部加入，快熟时加盐出锅即可。

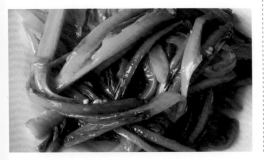

豆豉鲮鱼油麦菜

材料:

油麦菜300g，豆豉鲮鱼罐头1盒，葱、姜、蒜、鸡精、食用油各适量。

做法:

❶ 将油麦菜洗净，切成段；葱洗净，切成段；姜洗净，切成片；蒜洗净，切成末。

❷ 置锅点火，待油热后下葱、姜煸出香味，加入油麦菜、豆豉鲮鱼罐头翻炒，再倒入蒜末、鸡精，最后调味即可。

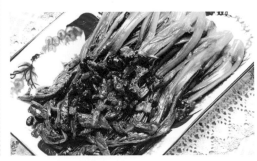

苋菜

营养又美味的长寿菜

苋菜是中国的原产蔬菜之一，叶片呈卵形或棱形，菜叶有绿色、紫红色和彩色三种。苋菜茎部纤维一般较粗，咀嚼时会有渣，菜身软滑，菜味浓，入口甘香，有润肠胃、清热解毒、明目利咽、凉血止血、止痢的功效。因其能增强体质，故有"长寿菜"之称。

成熟期：6~10月。
主产地：广西、广东、福建。

苋菜营养调查
（以100g为例）

热量	35kcal
蛋白质	2.8g
碳水化合物	5.9g
膳食纤维	1.8g
维生素A	248μg
胡萝卜素	1490μg
钙	178mg
铁	2.9mg

性味
性凉，味甘

挑选苋菜小窍门

应选叶片新鲜、无斑点、无花叶的。一般来说，叶片厚、皱的苋菜比较老，叶片薄、平的比较嫩。选购时也可以手握苋菜，手感软的较嫩，手感硬的较老。

功效
清热解毒、养肝补血、利湿止痒

富含易被人体吸收的钙质，能促进牙齿和骨骼的生长，对骨折的愈合具有一定的食疗价值；也能维持正常的心肌活动，防止肌肉痉挛的发生

含有丰富的铁、钙和维生素K，能促进凝血，增加血红蛋白含量并提高携氧能力，增强造血功能

常食可以减肥轻身，促进排毒，防止便秘

您选哪一种？

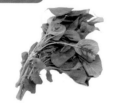

彩苋
外形：叶片边缘为绿色，叶脉附近为紫红色，口感最软。
代表：上海的尖叶红米苋、广州的尖叶花红。

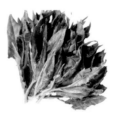

红苋
外形：叶片和叶柄均为紫红色，口感较软。
代表：重庆的大红袍、广州的红苋、昆明的红苋菜。

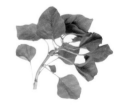

绿苋
外形：叶片为绿色或黄绿色，口感较硬。
代表：上海的白米苋、广州的柳叶苋、南京的木耳苋。

小贴士

苋菜外皮粗糙，表皮很薄，清洗的时候要注意方法。最好用自来水不断冲洗，因为流动的水可避免农药渗入。在清洗时，千万不要把苋菜蒂摘掉，否则残留的农药会进入蔬菜内部，造成严重污染。此外，要避免使用洗涤灵等清洁剂浸泡苋菜，这些物质很难清洗干净，易造成二次污染。

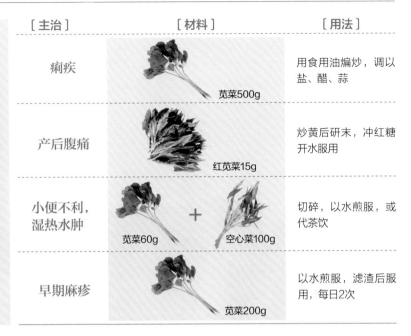

[主治]	[材料]	[用法]
痢疾	苋菜500g	用食用油煸炒，调以盐、醋、蒜
产后腹痛	红苋菜15g	炒黄后研末，冲红糖开水服用
小便不利，湿热水肿	苋菜60g ＋ 空心菜100g	切碎，以水煎服，或代茶饮
早期麻疹	苋菜200g	以水煎服，滤渣后服用，每日2次

营养翻番的食用法则

苋菜豆腐羹

材料：

苋菜400g，水发海米20g，豆腐250g，蒜、食用油、盐、鸡精各适量。

做法：

❶ 苋菜洗净，切碎。

❷ 水发海米切末，豆腐切成块，蒜捣成泥。

❸ 油锅热后放蒜泥，煸出香味后放入海米和豆腐块，加少许盐焖1分钟，再加水和适量盐。

❹ 汤烧开后，下苋菜烧开，盛入盘中，放入鸡精即可。

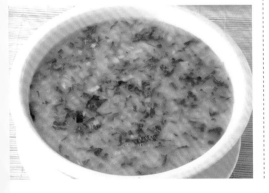

豆干炒苋菜

材料：

苋菜250g，豆干50g，青椒20g，蒜、盐、鸡精、生抽、食用油各适量。

做法：

❶ 将苋菜洗净，切段；豆干切条；青椒切丝；蒜制成蒜蓉。

❷ 锅置大火上，加油烧热后下蒜蓉爆香，再下苋菜干炒，入豆干条，一并炒熟。

❸ 最后下青椒翻炒均匀后，下盐、鸡精、生抽调味即可出锅。

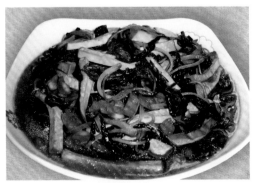

生菜

生食、熟食俱佳的叶用莴苣

生菜是叶用莴苣的俗称，是常见的大众蔬菜。生菜传入我国的历史比较悠久，因热量低、叶片脆嫩、解油腻这些特点，深得人们喜爱，常常是配菜的首选。

成熟期：10月下旬~次年6月。
主产地：吉林、安徽、河北、广东、广西。

生菜营养调查（以100g为例）

热量	15kcal
蛋白质	61g
碳水化合物	2g
膳食纤维	0.7g
维生素A	298μg
胡萝卜素	1790μg

性味
性凉，味甘

适宜维生素C缺乏者食用

含有莴苣素，味微苦，具有镇痛催眠、降低胆固醇、辅助治疗神经衰弱等功效

含有甘露醇等有效成分，有利尿和促进血液循环的作用

经常生食，有利于女性保持苗条的身材

功效
利尿止血、清热生津、清肝利胆、健脾养胃、安神

含有干扰素诱生剂，可刺激人体正常细胞产生干扰素，从而产生一种抗病毒蛋白抑制病毒

膳食专家建议

1. 尿频、胃寒者少吃。
2. 生菜不可与苹果、梨和香蕉等水果一起储存，以免诱发赤褐斑。
3. 生菜用手撕成片，吃起来会比刀切的口感更好，但不可煮太长时间。

您选哪一种？

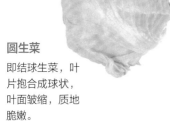

圆生菜

即结球生菜，叶片抱合成球状，叶面皱缩，质地脆嫩。

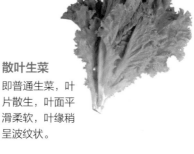

散叶生菜

即普通生菜，叶片散生，叶面平滑柔软，叶缘稍呈波纹状。

去除农药小妙招

❶ 将生菜叶与叶分开。
❷ 用温水调适量的洗洁精，搅匀。
❸ 将生菜叶浸入洗洁精水中15分钟。
❹ 将叶片用清水仔细冲洗干净。

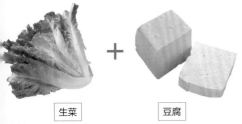

生菜　　＋　　豆腐

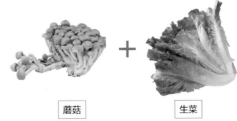

蘑菇　　＋　　生菜

功效：

清肝利胆、滋阴补肾、增白皮肤、减肥健美。

　　生菜与豆腐搭配成一种高蛋白、低脂肪、低胆固醇且又多维生素的菜肴，对目赤肿痛、肺热咳嗽等疾病有一定食疗作用。

功效：

补脾益气、润燥化痰，以及较强的滋补作用。

　　生菜与菌菇搭配，因菌菇含有丰富的易于人体吸收的蛋白质，并具有润肺化痰的功效，对热咳、痰多、胸闷、吐泻有辅助治疗的作用。

营养翻番的食用法则

鲍鱼菇炒美生菜

材料：

鲍鱼菇100g，美生菜250g，姜10g，素蚝油1小匙，水1/2杯，白糖1/2 小匙，盐1/2 小匙，橄榄油1小匙。

做法：

❶ 将鲍鱼菇、姜洗净切片；美生菜洗净切块。

❷ 取锅放橄榄油后，爆香姜片。

❸ 放入鲍鱼菇片炒熟后，再放入美生菜及其余调味料拌匀即可。

生菜鱼生汤

材料：

草鱼肉200g，生菜100g，油条1/2根，鸡高汤400ml，葱1根，熟芝麻少许，盐1/2小匙，鸡精1/4小匙，白胡椒粉1/8小匙，香油1/4小匙。

做法：

❶ 将生菜洗净，切粗丝置于汤碗中；油条切小片铺至生菜上；鱼肉洗净、擦干、切薄片排在最上层；葱洗净、切细与芝麻撒在鱼上。

❷ 鸡高汤煮沸后加入调味料调匀，冲入做法1碗中即可。

绿叶菜类蔬菜

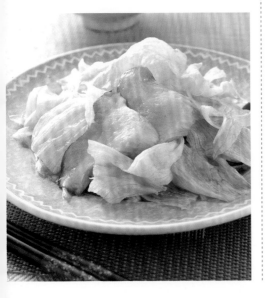

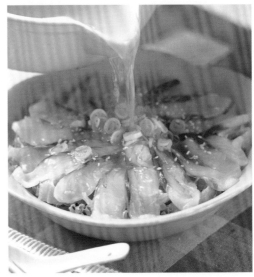

芹菜

平肝降压，防癌抗癌

芹菜按类别分为水芹和旱芹。旱芹属于绿叶菜类蔬菜，水芹属于水生蔬菜。芹菜是高纤维食物，被人食用后经肠内消化作用，会产生一种叫木质素的物质，也叫木质纤维素，可防癌抗癌。常吃芹菜，还能够降血糖、降血压，对人体十分有益。

成熟期：11月~次年2月。

主产地：四川、河北、云南、广西。

芹菜茎营养调查（以100g为例）

热量	22kcal
蛋白质	1.2g
碳水化合物	4.5g
膳食纤维	1.2g
维生素A	57μg
胡萝卜素	340μg

芹菜叶营养调查（以100g为例）

热量	35kcal
蛋白质	2.6g
碳水化合物	5.9g
膳食纤维	2.2g
维生素A	488μg
胡萝卜素	2930μg

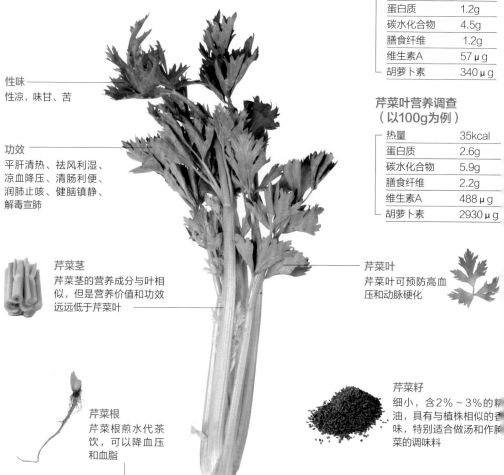

性味
性凉，味甘、苦

功效
平肝清热、祛风利湿、凉血降压、清肠利便、润肺止咳、健脑镇静、解毒宣肺

芹菜茎
芹菜茎的营养成分与叶相似，但是营养价值和功效远远低于芹菜叶

芹菜叶
芹菜叶可预防高血压和动脉硬化

芹菜根
芹菜根煎水代茶饮，可以降血压和血脂

芹菜籽
细小，含2%~3%的精油，具有与植株相似的香味，特别适合做汤和作肉菜的调味料

膳食专家建议

1. 脾胃虚寒、肠滑不固、血压偏低的人应少吃或不吃芹菜。
2. 芹菜炒熟后其降压作用并不明显，最好生吃或凉拌。连叶带茎一起嚼食，可以最大限度地保存营养。
3. 宜与芹菜一起吃的食材：西红柿、牛肉、羊肉、核桃、豆腐、藕。

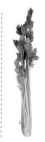

挑选芹菜小窍门
选购芹菜时，应挑选梗短而粗壮，菜叶翠绿且少的。

您选哪一种?

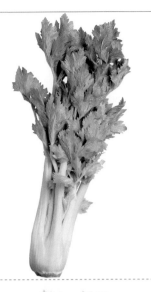

中国芹

又称本芹，叶柄细长，药香味浓。根据菜柄的颜色，可分为青芹和白芹。

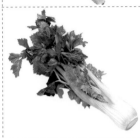

❶ 青芹

植株高大，叶片绿色，叶柄较粗，味浓。青芹分实心芹菜和空心芹菜两种。

❷ 白芹

株型矮小，叶细小，浅绿色，叶柄较细，味淡，不脆。

西芹

由国外引进的品种，植株粗大，叶柄肥扁，多实心，纤维少，药香味淡。可分为青柄西芹和黄柄西芹。

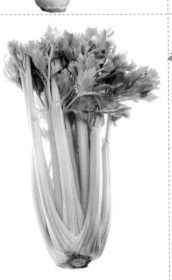

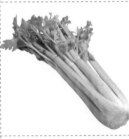

❶ 青柄西芹

植株高大，叶片青绿，叶柄宽厚，茎中空有棱。

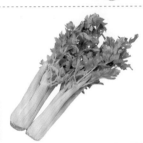

❷ 黄柄西芹

植株较小，叶片翠绿，气味较淡，茎中空有棱。

绿叶菜类蔬菜

养生有方

小贴士

　　芹菜属于感光蔬菜，含有光敏性物质，因此在光照强烈的夏日不宜过多食用，否则易使人脸上长斑。

[主治]	[材料]		[用法]
失眠	芹菜根90g	+ 酸枣9g	芹菜根加酸枣熬汤，睡前饮服
血丝虫病	芹菜茎	+ 白糖	芹菜茎加水煮沸，再加适量白糖调味，每日早晚各服1次
糖尿病、中风后遗症、血尿	鲜芹菜500g	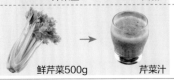 → 芹菜汁	鲜芹菜洗净捣汁，每日分3次服用，连服数日

芹菜炒豆干

材料：

芹菜250g，豆干300g，葱、姜、花生油、盐、鸡精各适量。

做法：

❶ 将芹菜洗净切段，豆干切细丝，葱切段，姜拍松。

❷ 炒锅置大火上，倒入花生油，烧至七成热，下姜、葱煸香，加盐，倒入豆干丝再炒5分钟。

❸ 继续加入芹菜翻炒，鸡精调水泼入，炒熟起锅即成。

功效：

适宜高血压、大便燥结者食用。

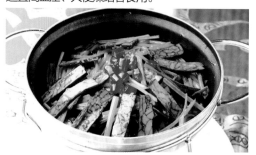

芹菜粥

材料：

芹菜40g，粳米50g，葱白5g，花生油、盐、鸡精各适量。

做法：

❶ 将芹菜洗净切段，粳米淘洗干净，葱白切碎。

❷ 锅中倒入花生油烧热，下入葱白爆香，再添粳米、水、盐，同煮成粥。

❸ 加入芹菜段稍煮，最后用鸡精调味即可。

功效：

可作为高血压、水肿患者的辅助食疗粥品。

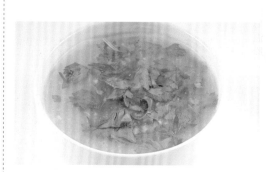

芹菜汤

材料：

芹菜150g，奶油50ml，牛奶150ml，盐、面粉各适量。

做法：

❶ 将芹菜洗净去叶，切段，用150ml水煮开。

❷ 将盐、奶油及2匙面粉调入牛奶内拌匀，并倒入芹菜汤中，烧开即成。

功效：

糖尿病、小便出血、小便淋痛者可常食。

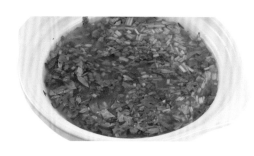

芹菜煲红枣

材料：

芹菜300g，红枣80g，牛奶150ml。

做法：

❶ 将芹菜洗净，切成大段，备用。

❷ 炒锅里放水，水烧至沸腾时下入红枣，煮至红枣烂熟，下芹菜段同煮。

❸ 芹菜熟透时，倒入牛奶煮即可。

功效：

清热平肝、滋养肝脏。对慢性肝炎有很好的辅助治疗作用。

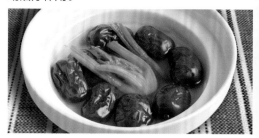

成熟期：5~8月。
主产地：西北、东北地区。

紫苏营养调查
（以100g为例）

蛋白质	0.2g
脂肪	11.9g
碳水化合物	16.4g
膳食纤维	60.6g
钙	78mg
钠	362.8mg

药效显著的散寒菜

　　紫苏原产于我国，含有维生素、矿物质、紫苏醛、紫苏醇、薄荷酮、薄荷醇、丁香油酚及白苏烯酮等，具有芳香味，可杀虫防腐。紫苏根、茎、叶、果实等可入药，有散寒、理气及解鱼蟹中毒的作用，可用于缓解风寒感冒、咳嗽气喘、妊娠呕吐、胎动不安等病症。紫苏主要用于药用、油用、香料、食用等方面，其嫩叶可生食、作汤，茎叶可淹渍。紫苏因其特有的活性物质及营养成分，成为一种备受世界关注的多用途植物，经济价值很高。

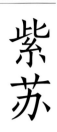

紫苏

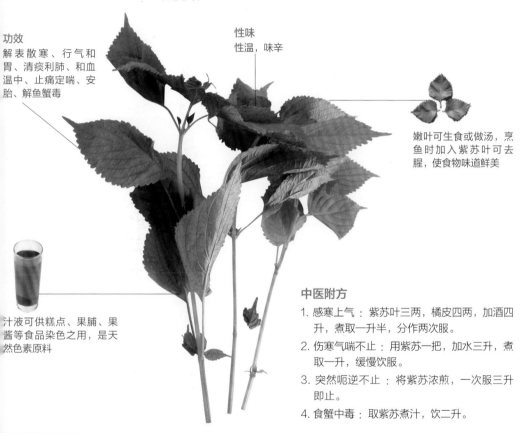

功效

解表散寒、行气和胃、清痰利肺、和血温中、止痛定喘、安胎、解鱼蟹毒

性味

性温，味辛

嫩叶可生食或做汤，烹鱼时加入紫苏叶可去腥，使食物味道鲜美

汁液可供糕点、果脯、果酱等食品染色之用，是天然色素原料

中医附方

1. 感寒上气：紫苏叶三两，橘皮四两，加酒四升，煮取一升半，分作两次服。
2. 伤寒气喘不止：用紫苏一把，加水三升，煮取一升，缓慢饮服。
3. 突然呃逆不止：将紫苏浓煎，一次服三升即止。
4. 食蟹中毒：取紫苏煮汁，饮二升。

您选哪一种？

皱叶紫苏

叶面皱缩，正面深紫色，背面紫红色，叶边呈锯齿状。

青紫苏

叶面平展，绿色，有绒毛，叶边呈微锯齿状。

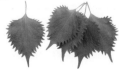

赤紫苏

叶面平展，正面淡紫红色，叶边呈微锯齿状。

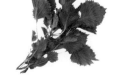

绿叶菜类蔬菜

茼蒿

药食俱佳的"皇帝菜"

茼蒿原产于地中海沿岸，在我国已有近千年的种植历史。茼蒿在我国古代为宫廷佳肴，故又名"皇帝菜"。茼蒿气味芬芳，鲜香嫩脆，茎和叶可以同食。它含有多种氨基酸、脂肪、蛋白质及较高量的钠、钾等矿物质，能调节体内水液代谢，通利小便，消除水肿。其所含的粗纤维有助肠道蠕动，促进排便，从而通腑利肠。

成熟期：10月~次年6月。
主产地：河北、山东、安徽。

茼蒿营养调查（以100g为例）

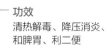

热量	24kcal
蛋白质	1.9g
脂肪	0.3g
碳水化合物	3.9g
膳食纤维	1.2g
维生素A	252μg
胡萝卜素	1510μg

性味
性凉，味甘

功效
清热解毒、降压消炎、和脾胃、利二便

含丰富的维生素、胡萝卜素及多种氨基酸，可以养心安神，润肺补肝，稳定情绪，防止记忆力减退。此外，茼蒿气味芬芳，可以消痰开郁，辟秽化浊

含有特殊香味的挥发油及胆碱等物质，具有降血压、补脑、宽中理气、消食开胃、增加食欲的作用

膳食专家建议

1. 茼蒿辛香滑利，脾虚泄泻者不宜多食。
2. 茼蒿是儿童和贫血患者的佳蔬。
3. 茼蒿能促进蛋白质代谢，还有助于脂肪分解，对营养的摄取有益。

您选哪一种？

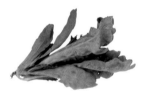

上海大叶茼蒿
大叶茼蒿又称板叶茼蒿、圆叶茼蒿。叶片宽大，叶边缺口少而浅，叶肉厚，嫩枝短而粗，纤维少。

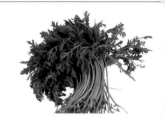

河北小叶茼蒿
小叶茼蒿又称花叶茼蒿、细叶茼蒿。叶片小，叶边缺口多而深，叶肉薄，嫩枝细。

[主治]	[材料]	[用法]
食欲不振	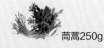茼蒿250g	茼蒿以香油、盐、醋拌匀即成
高血压导致头昏脑涨	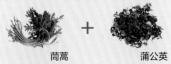茼蒿　＋　蒲公英	新鲜茼蒿1把，和蒲公英一起捣烂取汁，用1小杯温开水送服
十二指肠溃疡	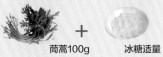茼蒿100g　＋　冰糖适量	新鲜茼蒿洗净，用水煎，滤去残渣，加适量冰糖服用，每日2次

小贴士

茼蒿中的芳香油遇热易挥发，烹调时最好大火快炒。茼蒿与肉、蛋等共炒，可提高其维生素A的利用率。茼蒿氽烫或凉拌食用，适合胃肠功能不好的人食用。

营养翻番的食用法则

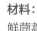

茼蒿蛋白饮

材料：

鲜茼蒿250g，鸡蛋3个，香油、盐各适量。

做法：

将鲜茼蒿洗净，鸡蛋打破取蛋清；茼蒿加适量水煎煮，快熟时加入鸡蛋清，煮片刻，调入香油、盐即可。

功效：

降压，止咳，安神。对于高血压性头昏脑涨、咳嗽咯痰及睡眠不安者有辅助治疗作用。

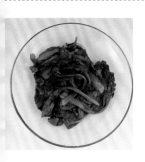

拌茼蒿

材料：

茼蒿250g，香油、盐、醋各适量。

做法：

先将茼蒿洗净，入开水焯过，再以香油、盐、醋拌匀即成。

功效：

本菜辛香清脆，甘酸爽口，具有健脾胃、助消化的功效，对于胃脘痞塞、食欲不振者有良好的辅助治疗作用。

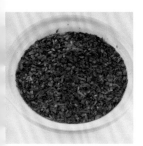

茼蒿羹

材料：

茼蒿250g，火腿肉、笋、香菇各50g，盐、豆粉、熟猪油各适量。

做法：

❶ 取新鲜茼蒿洗净剁碎，捣汁，取汁液放在碗中。

❷ 茼蒿汁拌生豆粉勾稀芡；火腿、笋、香菇洗净，切成小丁。

❸ 清水煮沸后下火腿丁、笋丁、香菇丁，改小火烧10分钟，加盐，倒入茼蒿汁勾稀的豆粉，使菜品呈浅腻状，再浇上熟猪油即成。

绿叶菜类蔬菜

小茴香

增香提味、药食两用的香辛叶菜

　　小茴香原产于地中海地区，是一种广泛栽种的香料植物，因其能除肉中臭气，使之重新添香，故曰"茴香"。小茴香具有特殊的香辛味，既可入菜又可入药。它的果实是调味品，而它的茎叶部分也具有香气，常被用来作包子、饺子等食品的馅料。小茴香主要成分是小茴香油，能刺激胃肠道的神经，促进消化液分泌，增加胃肠蠕动，排除积存的气体。

成熟期：10月~次年3月。
主产地：天津、北京。

小茴香营养调查（以100g为例）

热量	27kcal
蛋白质	2.5g
脂肪	0.4g
碳水化合物	4.2g
膳食纤维	1.6g
维生素A	402μg
胡萝卜素	2410μg

性味
性温，味辛

小茴香叶
可以用开水冲泡，代茶饮用，能够缓解寒疝腹痛、睾丸偏坠、妇女痛经、小腹冷痛、脘腹胀痛、食少吐泻等症

功效
行气止痛、温中散寒

小茴香种子
营养价值颇高，为了充分发挥其药用价值，可以将种子压碎，用开水冲泡，焖约10分钟，加入蜂蜜调匀饮用

挑选小茴香小窍门

1. 挑选小茴香时，应选用没有枯黄叶子且根茎粗大的。
2. 挑选小茴香种子时，应选择颗粒均匀、质地饱满、色泽黄绿、芳香浓郁、无柄梗的。

孜然是阿拉伯茴香的种子，与中国小茴香在植株的长势及作用方面都有很大的区别。

小贴士

　　从种子外形上看，许多人都会认为小茴香种子就是孜然，许多资料上也有此类文字记载，但是它们真的是同一种香料吗？

孜然一名是由维吾尔语音译来的。它外形细长而扁，富有特殊的浓烈香气。香气遇高温则挥发出来，因此，适合烧烤或作为炒菜配料食用。

小茴香种子的外形比孜然肥而圆，辛香味较淡，甜味偏多。西方人多用小茴香种子来烹调鱼类菜肴，东方人则多在肉类菜的调味中用到它。

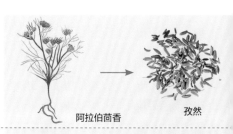

阿拉伯茴香　　　　　孜然

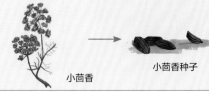

小茴香　　　　　小茴香种子

茴香猪肉煎饺

材料：

猪肉泥300g，小茴香150g，姜8g，葱12g，水50ml，饺子皮300g，盐3.5g，鸡精4g，糖3g，酱油10ml、米酒才10ml、白胡椒粉1小匙、香油1大匙。

做法：

❶ 将小茴香洗净，沥干水分后切碎末；姜、葱洗净，沥干水分，切碎末，备用。

❷ 备一钢盆，放入猪肉泥后加入盐，搅拌至有粘性，再加入鸡精、糖、酱油、米酒拌匀，将水分2次加入，一面加水一面搅拌至水分被肉吸收。

❸ 加入做法1的所有材料、白胡椒粉及香油，拌匀，即成菌香猪肉馅。

❹ 将馅料包入饺子皮即可。

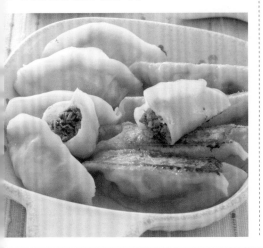

巧用茴香做馅料

材料：

猪肉500g，新鲜小茴香1000g，葱花50g，姜汁50g，嫩肉粉5g，盐10g，胡椒粉5g，料酒15g，酱油25ml，鸡精15g，香油25ml，干淀粉50g。

做法：

❶ 将猪肉洗净，绞成肉馅，用嫩肉粉、料酒拌匀，静置约40分钟，再加姜汁及清水250毫升搅拌均匀。

❷ 小茴香择去黄叶并洗净，入沸水锅中焯至变色后捞出，切成细末。

❸ 锅置火上，加少许油，油热后直接浇在静置好的肉上，再把茴香末与肉馅和匀。

❹ 在和匀的馅中加入葱花、盐、胡椒粉、酱油、鸡精、香油、干淀粉，拌匀后即成。

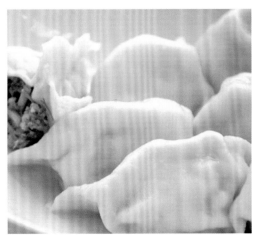

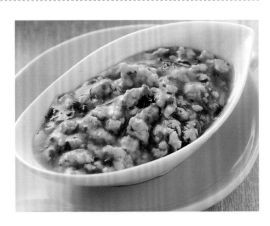

茴香辣味鸡肉酱

材料：

鸡胸肉末120g，红辣椒末1/4小匙，小茴香末1/8小匙，蒜泥1/4小匙，香菜末1/4小匙，橄榄油1大匙，泰式烧鸡酱2大匙。

做法：

❶ 取锅烧热后加入1大匙橄榄油，加入鸡胸肉末、红辣椒末炒出香味。

❷ 再加入小茴香末、蒜泥、香菜末炒匀，最后加入市售泰式烧鸡酱调味即可。

绿叶菜类蔬菜

臭菜

"三不像"的营养蔬菜

臭菜，学名羽叶金合欢，浑身长刺，非树非藤非草，营养非常丰富，蛋白质含量比黄豆还要高，是西双版纳地区最具特色的野生蔬菜之一，也深受邻近的老挝、缅甸和泰国许多民族的喜爱。

成熟期：3~10月。
主产地：西双版纳。

臭菜营养调查
（以100g为例）

维生素B$_1$	0.58mg
维生素C	121mg
钾	19.2mg
钙	2.6mg

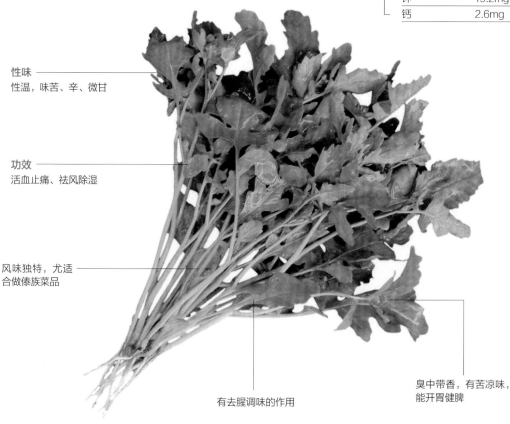

性味
性温，味苦、辛、微甘

功效
活血止痛、祛风除湿

风味独特，尤适合做傣族菜品

有去腥调味的作用

臭中带香，有苦凉味，能开胃健脾

养生有方

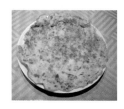

臭菜煎鸡蛋

功效：
养胃益气。

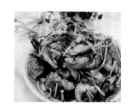

臭菜煮鱼

功效：
可帮助缓解中老年人大脑老化的现象。

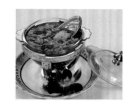

臭菜煮西红柿

功效：
臭中略带酸，味道惬意，可解油腻。

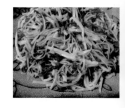

臭菜炒苦笋

功效：
臭里含苦，可缓解情志不畅。

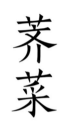

荠菜

成熟期：2~5月。
主产地：河北。

荠菜营养调查
（以100g为例）

钙	294mg
磷	81mg
维生素B$_1$	0.04mg
维生素C	43mg

药用价值很高的美味野菜

荠菜是一种药用价值与营养价值都很高的野生蔬菜。它的种子、叶和根都可以食用，在我国民间食用历史悠久。荠菜还可以入药，常用于辅助治疗产后出血、月经过多、痢疾、水肿、肠炎、胃溃疡、感冒发热、目赤肿痛等症。按形状不同，荠菜分为板叶荠菜和散叶荠菜两种。

性味

性微寒，味甘、淡

荠菜含丰富的维生素C和胡萝卜素，有助于增强机体免疫功能，还能降低血压、健胃消食，辅助治疗胃痉挛、胃溃疡等疾

荠菜中所含的二硫酚硫酮具有抗癌作用

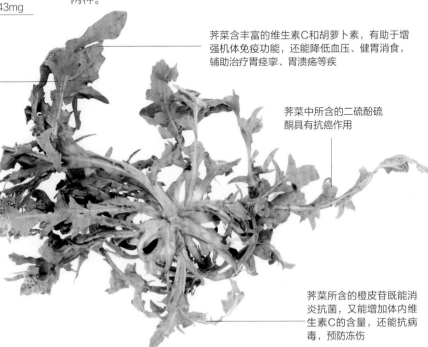

功效

凉血止血、清肝明目、健脾、利水

荠菜所含的橙皮苷既能消炎抗菌，又能增加体内维生素C的含量，还能抗病毒，预防冻伤

膳食专家建议

1. 不带花的荠菜口感更鲜嫩。

2. 荠菜根部的药用价值最高，食疗制作时应保留。

3. 荠菜不宜久烧久煮，烹煮时间过长会使颜色变黄，破坏营养成分。

4. 荠菜可宽肠通便，便溏者应少食或不食。

5. 体质虚寒的人不宜食用荠菜。

6. 如果想保留荠菜本身的清香味，在烹饪荠菜时可加葱、姜、料酒调味。

您选哪一种？

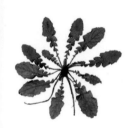

板叶荠菜

又叫大叶荠菜，叶片浅绿色，叶缘羽状浅裂，近于全缘，叶面平滑，稍具茸毛，遇低温后叶色转深。

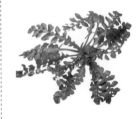

散叶荠菜

又叫百脚荠菜、慢荠菜、花叶荠菜、小叶荠菜、碎叶荠菜、碎叶头等。叶片绿色，羽状全裂，叶缘缺刻深，叶窄较短小，叶缘羽状深裂，叶面平滑茸毛多，遇低温后叶色转深，带紫色，香气浓郁。

荠菜山鸡片

材料:

山鸡肉300g，荠菜50g，冬笋125g，鸡蛋2个（取蛋清），菱粉、葱、姜、料酒、酱油、白糖、鸡精、盐、香油各适量。

做法:

❶ 将山鸡肉切成片，放入用蛋清、盐、菱粉调成的糊中；冬笋切成片；荠菜用开水焯一下，挤去水分，切成碎末。

❷ 锅加油烧热，放入荠菜，加上葱、姜、料酒、酱油、白糖、盐、鸡精和水烧开后，将山鸡片和冬笋片倒入炒匀，浇些香油，起锅装盘。

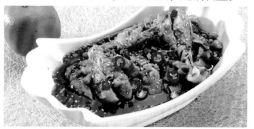

荠菜鸡蛋汤

材料:

新鲜荠菜240g，鸡蛋4个，盐、鸡精、植物油各适量。

做法:

❶ 将新鲜荠菜去杂洗净，切成段，放进盘内；将鸡蛋打入碗内，用筷子顺着一个方向拌匀。

❷ 炒锅放水，大火烧沸，放入植物油、荠菜煮沸，倒入鸡蛋稍煮，加入盐、鸡精调味，盛入大汤碗内即可。

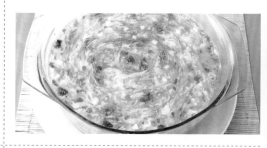

荠菜豆腐汤

材料:

嫩豆腐200g，荠菜100g，胡萝卜25g，素鲜汤、豆腐丁、胡萝卜丁、芥菜末、姜末、食用油、盐、鸡精、香油、水淀粉各适量。

做法:

❶ 将嫩豆腐洗净，切成小丁。

❷ 荠菜去杂，洗净，切成碎末。

❸ 胡萝卜洗净，入沸水锅中焯熟，捞出晾凉，切小丁。

❹ 炒锅上火，加油烧至七成热，加入素鲜汤、豆腐丁、胡萝卜丁、荠菜末、姜末、盐，烧沸后加入鸡精，用水淀粉勾稀芡，淋上香油，出锅装入汤碗即可。

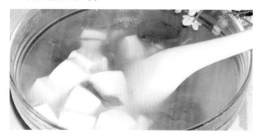

荠菜荸荠汤

材料:

荠菜100g，荸荠100g，水发香菇50g，植物油、水淀粉、香油、盐、鸡精各适量。

做法:

❶ 将荠菜去杂，清水洗净，取刀碎成末。

❷ 荸荠去皮和香菇一起放入清水里洗净，各切成小丁。

❸ 炒锅上大火，放油烧热，倒入菜丁翻炒，注入适量清水煮沸，倒入荠菜末，再煮15分钟，放入盐、鸡精、香油调味，用适量水淀粉勾芡即可。

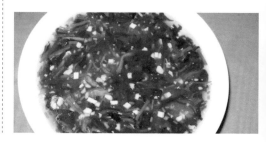

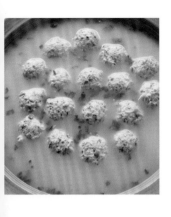

荠菜肉丸

材料：

荠菜300g，鲜猪肉300g，姜末、蒜末、花椒水、盐、胡椒粉、料酒、鸡精、淀粉、盐、香油、葱花各适量。

做法：

① 将荠菜放入开水中焯一下，过凉水，切末；肉加姜末、蒜末一起剁成肉泥，边剁边加入泡制好的花椒水。

② 将剁好的肉泥里加入盐、胡椒粉、料酒、鸡精和淀粉顺时针一个方向搅拌。

③ 将荠菜末加入肉泥中充分搅匀，用勺子将馅料拍成小团。

④ 热锅烧水，水开后下入馅料团，煮至所有肉丸子浮在水面，加入盐、鸡精、香油和葱花调味，将煮好的丸子倒入碗中即可。

养生有方

［主治］	［材料］	［用法］
慢性胃肠炎 急性腹泻	鲜荠菜100g ＋ 鱼头1个 ＋ 姜20g	煲汤食用
便秘	石榴皮15g ＋ 荠菜50g ＋ 大米100g ＋ 蜂蜜30g	石榴皮干用干净纱布包好；锅内加水适量，放入石榴皮袋和大米一起煮粥，八成熟时加入鲜荠菜末，拣出石榴皮袋，调入蜂蜜即可。每日2次，连服3~5日
心烦气躁	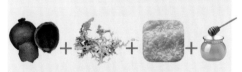 鲜荠菜100g ＋ 苦瓜1根 ＋ 猪瘦肉250g ＋ 粳米100g	猪瘦肉片用料酒、盐腌10分钟；锅内加入清水，将粳米熬粥；再加入苦瓜片、荠菜段和腌好的猪瘦肉片，煮10分钟，加适量调料调味即可
小儿麻疹	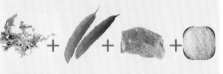 鲜荠菜100g ＋ 白茅根50g	水煎，1日1次，代茶饮
痢疾、崩漏	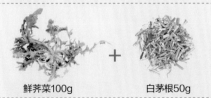 荠菜花15~30g ＋ 当归10g ＋ 丹参5g	水煎服，1日1次

香菜

香味浓郁，佐食尤佳

香菜又名芫荽，原产于地中海沿岸，在我国各地均有种植。其茎细叶嫩，香气强烈，是人们最常用到的调味佳品之一。它除了可以为菜肴增香提味，食用后还能促进胃肠蠕动，有助于开胃醒脾。其特殊香味还能刺激汗腺分泌，有显著的发汗、清热、透疹等功效。

成熟期：4~11月。
主产地：河北、山西、内蒙古。

香菜营养调查
（以100g为例）

热量	33kcal
蛋白质	1.8g
脂肪	0.4g
碳水化合物	6.2g
膳食纤维	1.2g
维生素A	193μg

性味
性温，味辛

功效
疏风散寒、行气通窍、开胃健脾、发汗解表

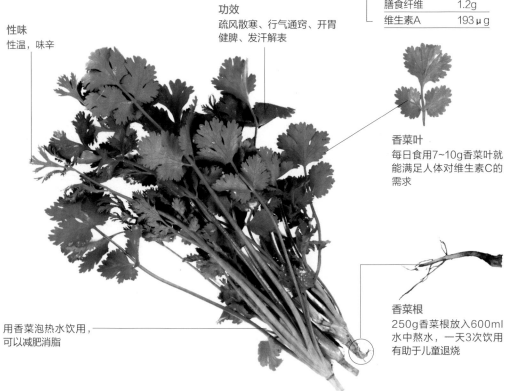

香菜叶
每日食用7~10g香菜叶就能满足人体对维生素C的需求

香菜根
250g香菜根放入600ml水中熬水，一天3次饮用有助于儿童退烧

用香菜泡热水饮用，可以减肥消脂

养生有方

小贴士
香菜性温，因热毒壅盛而非风寒外来所致的疹出不透者忌食。麻疹已经透发的小儿也不宜食用。

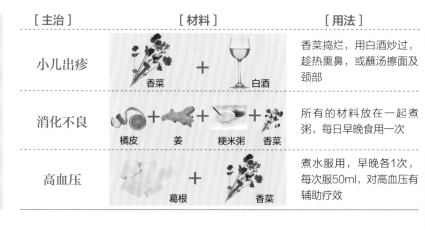

［主治］	［材料］	［用法］
小儿出疹	香菜 ＋ 白酒	香菜捣烂，用白酒炒过，趁热熏鼻，或蘸汤擦面及颈部
消化不良	橘皮 ＋ 姜 ＋ 粳米粥 ＋ 香菜	所有的材料放在一起煮粥，每日早晚食用一次
高血压	葛根 ＋ 香菜	煮水服用，早晚各1次，每次服50ml，对高血压有辅助疗效

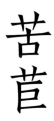

苦苣

成熟期： 12月~次年7月。
主产地： 山东、福建。

苦苣营养调查
（以100g为例）

热量	46kcal
蛋白质	2.8g
脂肪	0.6g
碳水化合物	10g
膳食纤维	5.4g
维生素A	90μg
胡萝卜素	540μg

凉菜苦口能治病

苦苣是一种营养价值和药用价值兼具的山野菜，既能入菜，又能入药，经济价值很高，现已有大规模的人工种植。它含有丰富的钾、钙、镁、磷、钠、铁等元素，能清热解毒、消肿化瘀、凉血止血。

功效
清热解毒、消炎消肿、
凉血止血

性味
性寒，味苦

绿叶菜类蔬菜

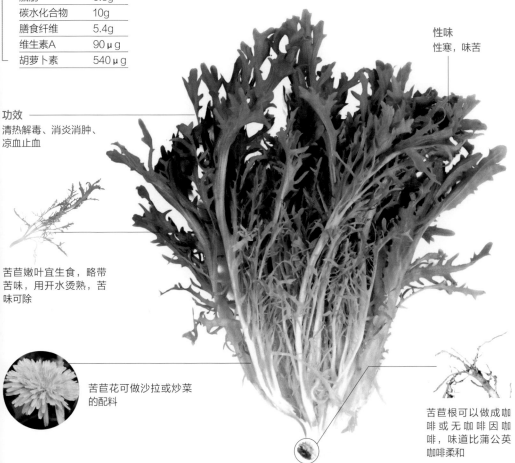

苦苣嫩叶宜生食，略带苦味，用开水烫熟，苦味可除

苦苣花可做沙拉或炒菜的配料

苦苣根可以做成咖啡或无咖啡因咖啡，味道比蒲公英咖啡柔和

您选哪一种？

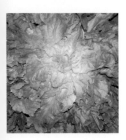

平叶苦苣
（南平长叶苦苣）

叶片呈卵形，叶边缺口少而浅，叶片以裀褶方式向内抱合成松散的花形，苦味稍重。

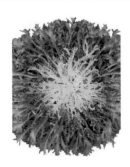

皱叶苦苣
（济南苦苣）

叶片为披针形，叶边有锯齿，深裂或全裂。

空心菜

药理作用显著的佳蔬

空心菜又名蕹菜，蔓性草本，全株光滑，茎中间是空的，叶对着生长，呈椭圆状或长三角形。空心菜通常开白色喇叭状花，也有开紫红色或粉红色花的品种。空心菜可入药，内服可解菌类中毒、清热凉血；捣汁冲水服可治鼻出血、大小便出血等症。

成熟期：4~10月。
主产地：广东、四川。

空心菜营养调查
（以100g为例）

热量	23kcal
蛋白质	2.2g
碳水化合物	3.6g
膳食纤维	1.4g
维生素A	253μg
胡萝卜素	1520μg

性味
性寒，味甘

功效
清热利湿、润肠通便、凉血止血

挑选空心菜小窍门

挑选空心菜，以无黄斑、茎部不太长、叶子宽大新鲜的为佳，梗比较细小的吃起来嫩一些。选购时，要先闻一下，如果有种刺鼻的气味，大多是刚喷药不久就上市的，不宜购买。

您选哪一种？

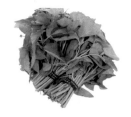

常德圆叶蕹菜
茎矮小，叶片近圆形，绿色，叶面光滑无茸毛，叶边圆滑。

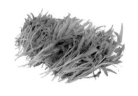

南昌白梗蕹菜
茎粗大，呈绿白色或黄白色，叶片呈长圆卵形，绿色。

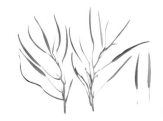

广州丝蕹
茎细小，深绿色，节与节分布密集，叶片为深绿色，呈针形。

小贴士

　　空心菜含有大量粗纤维，由纤维素、木质素和果胶等组成。纤维素能促进肠道蠕动，预防便秘；果胶能使体内有毒物质加速排泄；木质素能提高巨噬细胞吞食细菌的活力，杀菌消炎，可用于治疮疡、痈疖等。

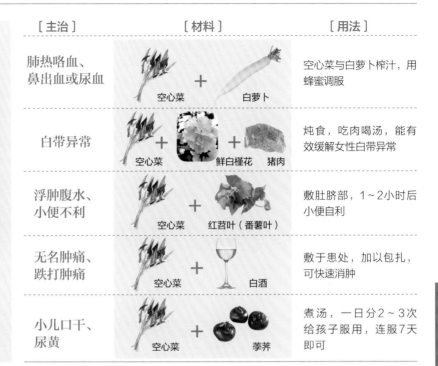

［主治］	［材料］	［用法］
肺热咯血、鼻出血或尿血	空心菜 + 白萝卜	空心菜与白萝卜榨汁，用蜂蜜调服
白带异常	空心菜 + 鲜白槿花 + 猪肉	炖食，吃肉喝汤，能有效缓解女性白带异常
浮肿腹水、小便不利	空心菜 + 红苕叶（番薯叶）	敷肚脐部，1~2小时后小便自利
无名肿痛、跌打肿痛	空心菜 + 白酒	敷于患处，加以包扎，可快速消肿
小儿口干、尿黄	空心菜 + 荸荠	煮汤，一日分2~3次给孩子服用，连服7天即可

绿叶菜类蔬菜

清炒空心菜

材料：
空心菜500g，盐、鸡精、葱、蒜、酱油、食用油各适量。

做法：
1 将空心菜择洗干净，沥干；葱洗净，切碎；蒜洗净，切片。
2 锅中油烧热，放入葱、蒜爆香，加入空心菜翻炒数下，放入盐、酱油炒至熟，加入鸡精炒匀即可装盘。

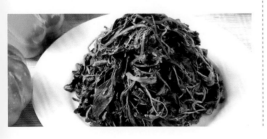

玉米香炒空心菜

材料：
空心菜500g，带须玉米1根，榨菜50g，食用油、干辣椒、姜末、蒜末、盐、鸡精、葱花、生抽、水淀粉各适量。

做法：
1 将空心菜洗净，切成段；玉米须取下，玉米洗净，放入蒸锅中蒸熟，晾凉后掰成粒；榨菜切碎；干辣椒洗净，切成段。
2 热锅放油，放干辣椒与姜、蒜末炒出香味，再放榨菜炒匀。
3 下入熟玉米粒与空心菜炒匀，加入适量的盐与鸡精，充分翻炒。
4 放入葱花与生抽炒匀，倒入水淀粉勾薄芡，再放入玉米须拌匀即可。

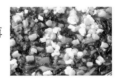

绿叶菜的四季贮藏法

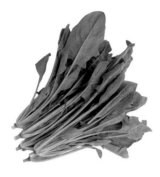

春季

忽如一夜春风来，千树万树梨花开。

——【唐】岑参

一入春季，万物开始复苏。随着气温慢慢回升，越来越多的绿叶蔬菜开始陆续上市，人们的餐桌也变得越来越丰富。大家在度过了油腻腻的新年之后，轻松享受从"青"到"轻"的利口过程，别是一般滋味在心头。

大部分的绿叶菜，如菠菜、芥蓝都是喜寒蔬菜，适宜在0~2℃的温度环境中自然存放，因此，春季绿叶菜的贮藏保鲜就尤为简单了。

春季贮藏法

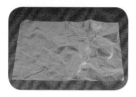

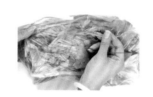

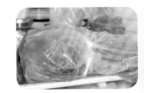

1. 选择比较薄的保鲜袋。

2. 将青菜完好的蔬菜放入保鲜袋内，并用针在保鲜袋上扎几个小孔。

3. 保鲜袋封口，放在室内阴凉处。

夏季

绿树阴浓夏日长，楼台倒影入池塘。
水晶帘动微风起，满架蔷薇一院香。

——【唐】高骈

夏季温度较高，天气闷热，绿叶菜放久了容易打蔫，吃起来会感觉不新鲜了，因此，夏季绿叶菜的存放非常重要。如果是当天就要吃的青菜，可以向菜叶上喷少量的水以保持其新鲜度。但注意隔天吃的青菜不可喷水，直接冷藏即可。因为青菜喷过水后在保存时会更容易腐烂，增加了存放的难度。

夏季贮藏法

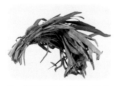

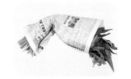

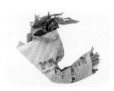

1. 新鲜青菜买回后散开放一会儿，使菜叶上多余的水分充分蒸发。

2. 将青菜自然放成小捆。

3. 青菜用白纸包上，菜根部包上一个塑料袋，松松地捆扎，留出一定空隙，以防根部腐烂。

4. 将包好的青菜根部朝下，置于阴凉处或冰箱保鲜层中，可以保鲜1个星期。

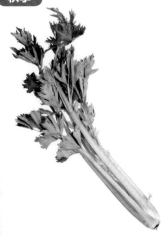

秋风萧瑟天气凉，草木摇落露为霜。

——【魏】曹丕

　　秋天气候比较干燥，现代人生活压力大，作息不规律，在这干燥的季节里最容易上火。许多人在秋天都吃苦味的蔬菜、水果来清火，却不知可口的、不苦的绿叶菜的去火效果一点也不逊色。

　　秋天是绿叶菜上市量最大的季节，这个时候的绿叶菜颜色最绿，菜质韧性最好，菜味最浓，也最易于存放。

秋季贮藏法

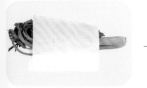 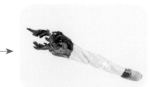 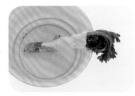

1. 青菜的茎叶处放上面巾纸（面巾纸以能覆盖住青菜大部分茎叶为宜）。

2. 用保鲜膜将茎叶部分和面巾纸一起包严。

3. 根部朝下竖直放入2cm深的清水中，每天换1次水。

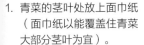

冬季

终南阴岭秀，积雪浮云端。

林表明霁色，城中增暮寒。

——【唐】祖咏

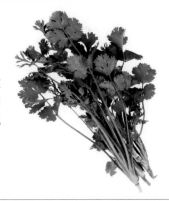

　　冬天，绿叶菜产量低、价格贵，买回家中，一天吃不完，放在阴凉处容易冻坏，室内放置则容易打蔫，扔掉又特别浪费。因此，许多人觉得冬天吃肉比吃绿叶菜性价比高，但是也不能忽视了一个问题：绿叶菜更有益于身体健康。

冬季贮藏法

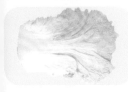 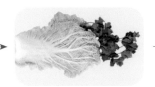 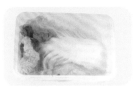

1. 选两片叶面上没有水珠的白菜叶。

2. 用白菜叶将青菜包裹起来。

3. 将裹好的青菜放入保鲜盒中，再一起放在冰箱保鲜层中冷藏。

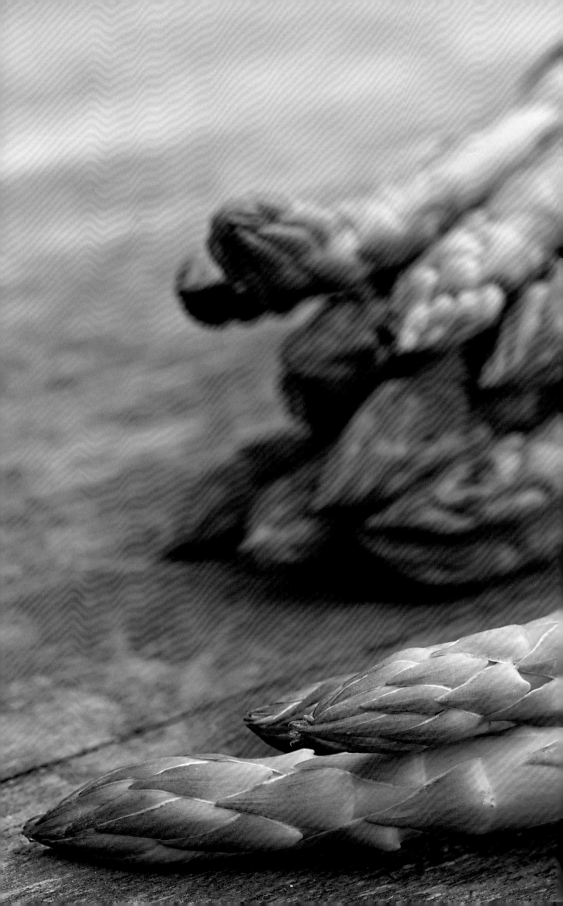

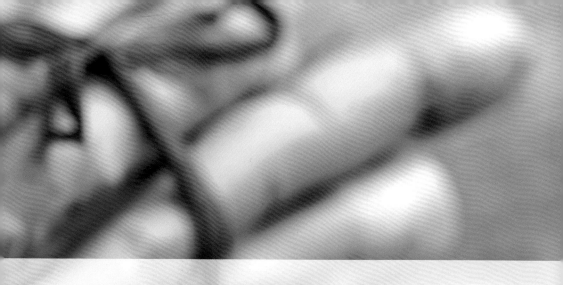

第四章

多年生蔬菜和
薯芋类蔬菜

本章将介绍两类蔬菜：多年生蔬菜和薯芋类蔬菜。多年生蔬菜包括竹笋、莴笋、芦笋、鞭笋、黄花菜、香椿、百合和枸杞；薯芋类蔬菜包括芋头、山药、姜、马铃薯和红薯等。这些都是我们最常见和最常食用的蔬菜，其中有许多品种都是中国原产，例如山药、生姜、枸杞等，它们因其独特的养生作用而享誉中外，成为中国的代表蔬菜之一。

合理食用薯芋类蔬菜可以缓解相应的病情，补充营养，因此，本章小结部分着重介绍薯芋类蔬菜最营养的几种吃法，希望能给您带来意想不到的收获。

芦笋

保护心脑血管的保健蔬菜

芦笋是世界十大名菜之一，在国际上享有"蔬菜之王"的美称。芦笋以嫩茎供食用，质地鲜嫩，风味鲜美，柔嫩可口，烹调时切成薄片，炒、煮、炖、凉拌均可。芦笋富含多种氨基酸、蛋白质和维生素，对高血压、心脏病、水肿、膀胱炎等疾病有很好的辅助疗效。

成熟期：4~6月。
主产地：福建、四川、山东。

芦笋营养调查
（以100g为例）

热量	19kcal
碳水化合物	4.9g
膳食纤维	1.9g
维生素A	17μg
胡萝卜素	100μg
磷	42mg
钾	213mg

芦笋叶分真叶和拟叶两种。真叶是一种退化了的叶片，呈三角形薄膜状的鳞片。拟叶是一种变态枝，簇生，针状，此部分的营养物质含量最为丰富

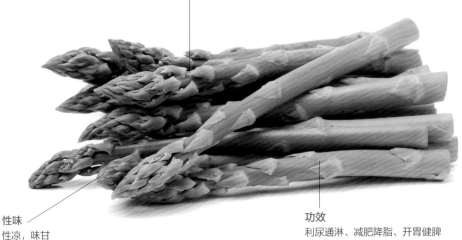

性味
性凉，味甘

功效
利尿通淋、减肥降脂、开胃健脾

膳食专家建议

芦笋是高嘌呤的食材，所以，痛风患者及血尿酸较高者应尽量少食。

蔬菜存放面面观

冷藏保鲜时先用开水煮一分钟，晾干后装入保鲜袋中扎口，然后放入冷冻柜中，食用时取出。

营养翻番的食用法则

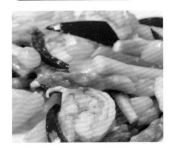

芦笋炒虾仁

材料：
虾仁50g，芦笋150g，葱20g，料酒1小匙，姜、食用油、盐各适量。

做法：
❶ 将葱、姜切丝，芦笋洗净、切段后放入沸水中焯一会儿盛出。
❷ 炒锅中加适量油烧热，下入葱、姜丝炒香。
❸ 下虾仁翻炒，再下芦笋翻炒至熟。
❹ 加入盐、料酒调味即可。

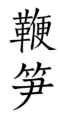

鞭笋

成熟期：6~8月。

主产地：福建、浙江、江苏、安徽。

鞭笋营养调查
（以100g为例）

热量	24kcal
碳水化合物	6.7g
蛋白质	2.6g
膳食纤维	6.6g
磷	49mg
钾	379mg

状如马鞭，色白质脆

　　鞭笋，又称鞭梢、笋鞭、边笋。外包坚硬的鞭箨，形状尖削，穿透力甚强。其地上嫩茎可供食用，笋壮鲜嫩，色泽雅丽，食时爽脆。鞭笋生长所需养分均来自与其相连的母竹，因此，在鞭梢生长期间挖掘鞭笋，会妨碍新鞭蔓延生长，影响孕笋成竹，应该禁止。

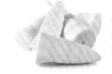

去皮后的鞭笋，笋肉肥厚，洁白如玉。可荤可素，老少咸宜

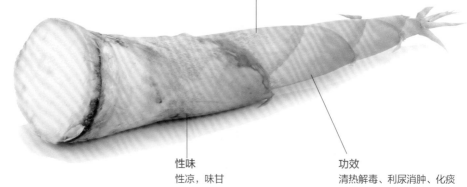

性味
性凉，味甘

功效
清热解毒、利尿消肿、化痰

多年生蔬菜和薯芋类蔬菜

营养翻番的食用法则

糟烩鞭笋

材料：
嫩鞭笋肉300g，香糟汁50ml，香油、水淀粉、鸡精、盐各适量。

做法：
❶ 将嫩鞭笋肉洗净， 切成5cm长的段，剖开，用刀轻轻拍松；香糟放入碗内，加水100ml，搅散捏匀，用细筛子或纱布滤去渣子，留下糟汁待用。

❷ 锅加油烧热，倒入鞭笋略煸，加水300ml，烧5分钟左右，再放入盐、鸡精，倒入香糟汁，用水淀粉调稀勾芡，淋上香油即成。

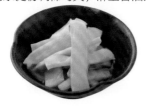

培根炖鞭笋

材料：
培根250g，鞭笋500g，火腿骨半根，盐、冰糖、熟猪油各适量。

做法：
❶ 将培根切成块，火腿骨洗净，鞭笋切成长3cm的斜刀块待用。

❷ 在砂锅中加水750ml，放入培根、火腿骨及鞭笋，大火烧开，撇去浮沫，加入冰糖，改小火炖2小时，加熟猪油、盐，再炖10分钟，出锅即可。

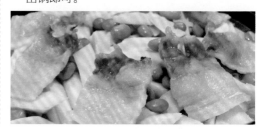

竹笋

鲜甜脆嫩的山中珍品

竹笋是竹子的幼芽，其肉质鲜甜脆嫩，在我国有着悠久的食用历史。竹笋种类繁多，分布极广，按季节主要分为春笋和冬笋两类。竹笋富含膳食纤维，可以促进肠道蠕动，防止便秘，还有预防大肠癌的功效。

成熟期：3~5月；10~12月。
主产地：广西、浙江、广东、四川。

竹笋营养调查
（以100g为例）

热量	23kcal
蛋白质	2.6g
脂肪	0.2g
碳水化合物	3.6g
膳食纤维	1.8g
维生素B_2	0.08mg
磷	64mg
钾	389mg

性味
性凉，味甘

功效
清心泻火、益胃养肝、清热利水、化痰止咳、清肝明目、健脾通便

挑选新鲜的竹笋要先看节，竹笋节与节之间距离越近，笋越嫩。然后看壳，笋壳色泽鲜黄或淡黄略带粉红、完整饱满而光洁的质量较好

您选哪一种？

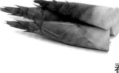
春笋

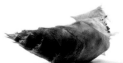
冬笋

膳食专家建议

肥胖和习惯性便秘的人非常适合吃竹笋，但患有胃溃疡、胃出血、肾炎、肝硬化、肠炎、骨质疏松等疾病的人不宜多食。

营养翻番的食用法则

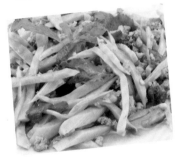

笋丝炒肉

材料：
竹笋3个，猪肉丝100g，水发黑木耳50g，鸡精、蒜末、香油、盐、淀粉各适量。

做法：
❶ 将竹笋剥壳，放在水中烧开3~5分钟去涩，捞出，切粗丝。
❷ 猪肉丝加入盐、鸡精、淀粉、水搅拌均匀，水发黑木耳洗净切丝。
❸ 锅内油热爆香蒜末，加入竹笋丝、黑木耳丝煸炒，再加肉丝炒熟，加盐、鸡精调味，淋香油即成。

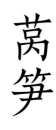

莴笋

成熟期： 1~4月。
主产地： 陕西、四川、江苏。

莴笋营养调查
（以100g为例）

热量	15kcal
碳水化合物	2.8g
膳食纤维	0.6g
维生素A	25μg
胡萝卜素	150μg
磷	48mg
钾	212mg

清脆爽口的茎用莴苣

　　莴笋原产于地中海沿岸，约在7世纪初经西亚传入我国，现全国各地普遍栽培。其地上茎可供食用，茎皮白绿色，茎肉质脆嫩，茎幼嫩时翠绿色，成熟后变为白绿色。莴笋有利五脏、通经脉、清胃热的功效，可以辅助治疗小便不利、尿血、乳汁不通等症。

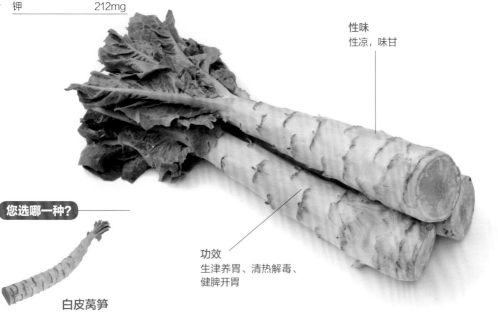

性味
性凉，味甘

功效
生津养胃、清热解毒、健脾开胃

您选哪一种？

白皮莴笋

紫皮莴笋

多年生蔬菜和薯芋类蔬菜

蔬菜存放面面观

　　将买来的莴笋放入盛有凉水的器皿内，水淹至莴笋主干1/3处，放置室内3~5日，叶子仍呈绿色，莴笋主干仍很新鲜，削皮后炒吃依然鲜嫩可口。

膳食专家建议

　　莴笋中的某种物质对视神经有刺激作用，视力弱者不宜多食，有眼疾，特别是夜盲症的人也应少食。

营养翻番的食用法则

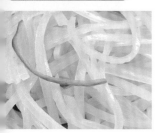

清炒莴笋

材料：
莴笋1根，食用油、蒜、干椒、白糖、盐、白醋、鸡精各适量。

做法：
❶ 将莴笋去皮切成细丝，蒜拍碎，干椒切成小段。
❷ 油烧至四成热，下干椒、蒜爆香，下莴笋丝翻炒。
❸ 炒至莴笋变色，放盐、白糖、白醋、鸡精调味，装盘。

姜

芳香辛辣的根茎类调味蔬菜

　　姜嫩者称紫姜、子姜，老者称老姜、老生姜，秋、冬季采收，除去须根，洗净现用。虽然姜所含的营养成分不多，但其独特的辛辣味及香味却有较高的药用价值。姜具有温中止嗽，治胀满、霍乱不止、腹痛、冷痢、血闭的功效，能够预防高血压、高脂血症、风寒感冒等症，还能增进食欲、解毒。

成熟期：8~11月。

主产地：山东、湖北。

姜营养调查
（以100g为例）

热量	46kcal
蛋白质	1.3g
脂肪	0.6g
碳水化合物	10.3g
镁	44mg
钾	295mg

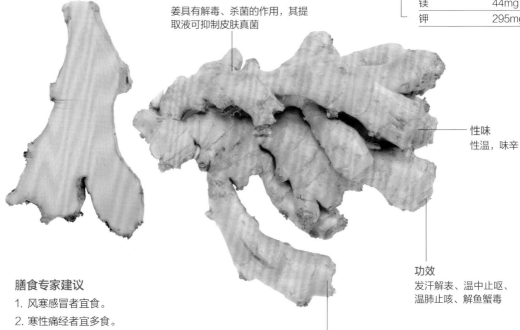

姜具有解毒、杀菌的作用，其提取液可抑制皮肤真菌

性味
性温，味辛

功效
发汗解表、温中止呕、温肺止咳、解鱼蟹毒

姜所含的挥发油、姜辣素、氨基酸等有促进食欲、发汗、止吐等作用

膳食专家建议

1. 风寒感冒者宜食。

2. 寒性痛经者宜多食。

3. 适宜晕车、晕船者日常食用。

4. 姜不可一次食用过多，每次食用10g左右即可。

5. 姜食用过多，会引发口干、咽痛等不适。

6. 有内热者忌食姜。

7. 烂姜、冻姜会产生致癌物质，不可食用。

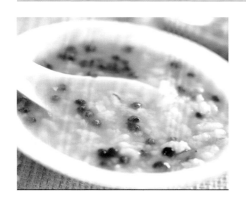

花椒粥

材料：

粳米100g，花椒10g，姜2片，盐适量。

做法：

❶ 将粳米洗净，加水800ml，烧开。姜洗净，切成片备用。

❷ 将花椒和姜片一起放入锅中，小火煮成粥，下盐调味即可。

注：此粥为一人量，分2次服用。

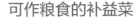
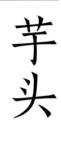
芋头

成熟期： 6~11月。

主产地： 安徽、浙江、湖南、四川。

芋头营养调查
（以100g为例）

热量	78.6kcal
蛋白质	2.2g
脂肪	0.2g
碳水化合物	18.1g
维生素A	27μg
磷	55mg
钾	378mg

可作粮食的补益菜

　　芋头原产于印度，在我国种植范围比较广的是珠江流域和台湾地区，长江流域和其他省市也有种植。它的营养价值很高，含有大量的淀粉、矿物质及维生素，既是蔬菜，又是粮食，可熟食、干制或制粉。芋头能增强人体免疫功能，对高血压、胃溃疡、胃炎、便秘等疾病有辅助疗效。

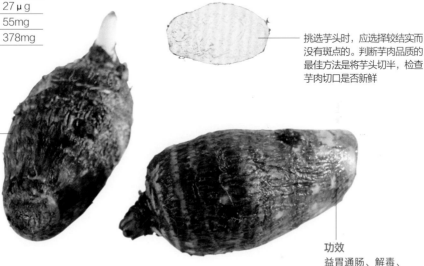

挑选芋头时，应选择较结实而没有斑点的。判断芋品品质的最佳方法是将芋头切半，检查芋肉切口是否新鲜

性味
性平，味甘、辛

功效
益胃通肠、解毒、化痰、健脾消食

膳食专家建议

1. 有痰湿、过敏性体质、肠胃功能较弱的人应少食芋头。
2. 糖尿病患者应慎食。
3. 食滞胃痛、肠胃湿热的人不宜吃芋头。
4. 不能与香蕉同食，否则易导致胃部不适，腹部胀满疼痛。

芋头削皮小妙招

　　芋头最佳的削皮方法是在流动的水中或戴手套操作，因为芋头中的黏液会使皮肤过敏，也可将生芋头煮熟后再去皮。芋头削皮之后，如果不马上食用，必须浸泡在水中。

营养翻番的食用法则

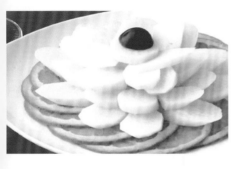

橙香芋头片

材料：
芋头2个，橙子2个，圣女果1个，白糖适量。

做法：
❶ 将橙子、芋头均切片，圣女果对半切。
❷ 将芋头投入锅中焯熟，捞出过凉，沥水待用。
❸ 将橙片、芋头、圣女果摆入盘中，撒上白糖即可上桌。

黄花菜

食之能够忘忧的萱草

　　黄花菜，学名萱草，是我国特有的植物之一。黄花菜含有大量营养物质，其中蛋白质、碳水化合物、钙、铁和维生素B_1的含量在蔬菜中名列前茅。黄花菜有健脑、抗衰老、降血压、抑制癌细胞等功效，可辅助治疗头晕、耳鸣、腰痛、吐血、水肿、乳痈等病症。

成熟期：6~7月。
主产地：湖南、浙江、云南。

黄花菜营养调查
（以100g为例）

热量	214kcal
蛋白质	19.4g
碳水化合物	1.4g
钙	301mg
磷	216mg
钾	610mg

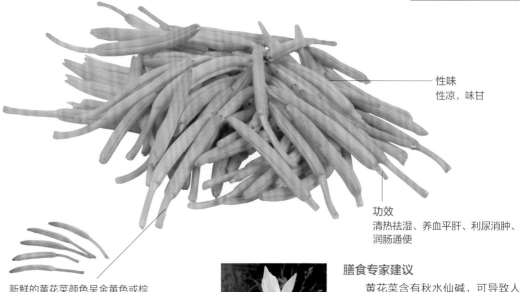

性味
性凉，味甘

功效
清热祛湿、养血平肝、利尿消肿、润肠通便

新鲜的黄花菜颜色呈金黄色或棕黄色，色泽较均匀，无杂物，外形紧长，粗细均匀，手感柔软而富有弹性

膳食专家建议
　　黄花菜含有秋水仙碱，可导致人体中毒，甚至危及生命，因此，不宜鲜食，必须蒸煮晒干后再食用。

养生有方

小贴士

　　黄花菜营养丰富，药用价值很高，适宜凉拌（应先焯熟）、炒、氽烫或做配料，不宜单独炒食，应配以其他食料。另外，黄花菜宜用冷水先发制。

［主治］	［材料］	［用法］
乳痈肿痛，疮毒	黄花菜根适量	捣碎，敷患处
小便不利，水肿	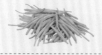 黄花菜 20g	水煎服
声音嘶哑	黄花菜 40g ＋ 蜂蜜 40g	加水，再加蜂蜜调匀，嚼食

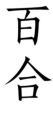

百合

成熟期：7~10月。
主产地：湖北、四川。

百合营养调查
（以100g为例）

热量	166kcal
蛋白质	3.2g
碳水化合物	38.8g
膳食纤维	1.7g
钙	11mg
磷	61mg
钾	510mg
维生素C	18mg

色泽洁白，肉质香甜

　　百合因茎由许多肉质鳞叶，片片紧紧地抱在一起，故得名百合，"百"是许多的意思。其磷片肉质肥厚、细腻、软糯，洁白如玉，醇甜清香，风味别致，深受人们喜爱。百合含有丰富的蛋白质、维生素、钙、铁等营养成分，既是著名的保健食品，又是常用的滋补中药。

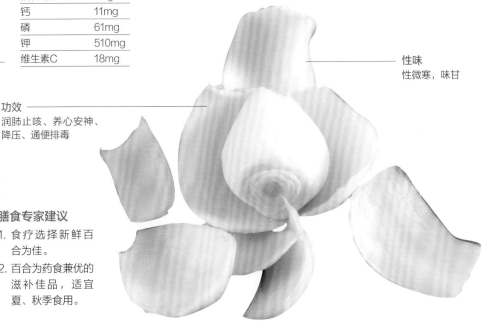

性味
性微寒，味甘

功效
润肺止咳、养心安神、降压、通便排毒

膳食专家建议
1. 食疗选择新鲜百合为佳。
2. 百合为药食兼优的滋补佳品，适宜夏、秋季食用。

多年生蔬菜和薯芋类蔬菜

营养翻番的食用法则

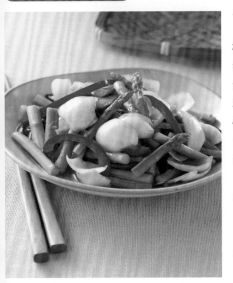

百合炒芦笋

材料：
细芦笋200g，新鲜百合50g，红甜椒1/3个，蒜头2粒，红辣椒1/3个，酱油1小匙，香油1小匙，米酒1大匙，鸡精1大匙。

做法：
❶ 将细芦笋切去老梗，再切成小段后洗净备用。
❷ 新鲜百合瓣开洗净；红甜椒洗净去籽，切块；蒜头与红辣椒切片，备用。
❸ 取一炒锅，先加入1小匙香油，放入蒜片和红辣椒片先爆香，再加入红甜椒块、芦笋段和百合，以中火翻炒均匀。
❹ 继续于做法3中加入所有调味料，翻炒至食材均匀入味即可。

英文名：Yam	别名：薯蓣、大薯、山薯、玉延　科属：薯蓣科，薯蓣属

山药

补气养身的食物药

山药营养丰富，自古以来就被视为物美价廉的补虚佳品，既可作主粮，又可作蔬菜。山药含有胆碱、淀粉和氨基酸、维生素C等营养成分，以及多种微量元素，能够起到降低血脂、预防心脑血管疾病的作用；还可以补脾胃之气，为病后康复之食补佳品。

成熟期：10~12月。

主产地：河南、安徽、河北、湖南、江西。

山药营养调查（以100g为例）

热量	57kcal
蛋白质	1.9g
脂肪	0.2g
碳水化合物	12.4g
胡萝卜素	20μg
磷	34mg
钾	213mg

性味
性平，味甘

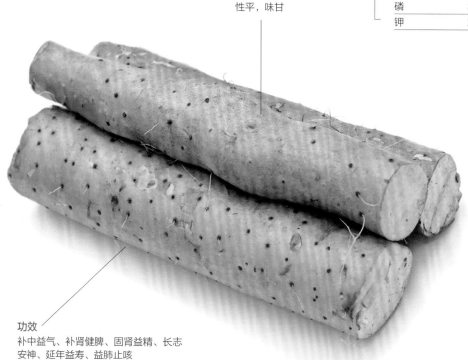

功效
补中益气、补肾健脾、固肾益精、长志
安神、延年益寿、益肺止咳

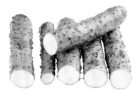

膳食专家建议

1. 山药适宜糖尿病患者、腹胀者、病后虚弱者、慢性肾炎患者、长期腹泻者食用。
2. 山药有收涩的作用，故大便燥结者不宜多食。有实邪者忌食山药。
3. 山药不能与甘遂同食，也不可与碱性药物同服。

蔬菜存放面面观

1. 如果家中山药数量较多，可以用木箱存放，箱内用牛皮纸铺垫，箱角衬以刨花或木丝，然后将山药整齐排列装入，上面同样盖纸，钉箱密封，置于通风干燥处。
2. 如果山药数量较少，包上保鲜膜冷藏即可。

防止山药发黑小窍门

1. 山药切片后，需立即浸泡在盐水中，以防止氧化发黑。
2. 新鲜山药切开时黏液中的植物碱易伤手，如不慎沾到手上，可以用清水加少许醋洗。

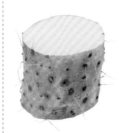

挑选山药小窍门

1. 挑选山药时要看横切面，新鲜山药的横切面肉质应呈雪白色，若呈黄色似铁锈则已经不新鲜。
2. 挑选山药要看须毛，同一品种的山药，须毛越多越好。须毛多的山药口感更面，含糖更多，营养也更好。表面有异常斑点的山药绝对不能买，因为其可能已经感染过病害。

营养翻番的食用法则

拔丝山药

材料：

山药300g，白糖、干淀粉、食用油各适量。

做法：

❶ 将山药洗净去皮，切成棱形块，控水后蘸干淀粉，然后下油锅炸至金黄色，捞出控油。

❷ 将锅洗净，放少许油，加入白糖及少量水用小火炒匀。

❸ 当糖液炒至黄色时，倒入刚炸好的山药块翻炒均匀。

❹ 最后盛入抹过凉油的盘中即可。

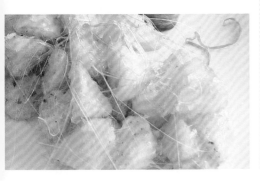

山药炖牛腩

材料：

山药300g，牛腩400g，食用油、八角、葱、姜、料酒、白糖、盐、鸡精、剁辣椒各适量。

做法：

❶ 将山药去皮、洗净、切块，牛腩切小块，焯水去浮沫。

❷ 锅中放油，先将八角炸香，再煸葱、姜块，加料酒、水，下牛腩翻炒，然后放入高压锅中煮20分钟取出。

❸ 再加入山药、白糖、剁辣椒、盐、鸡精，一同炖至软烂入味即可。

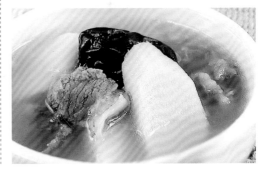

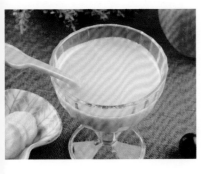

山药苹果优酪乳

材料：

新鲜山药200g，苹果200g，酸奶150ml，冰糖15g。

做法：

❶ 新鲜山药蒸熟后去皮切段；苹果切块。

❷ 所有材料放入搅拌机中搅拌均匀即可。

功效：

丰胸、消脂、抗衰老。

马铃薯

营养丰富的"大地的苹果"

　　马铃薯原产于安第斯山脉，1589年由荷兰人经由雅加达带到东亚地区。马铃薯含淀粉比例较高，适合作为主食，也适合作为蔬菜食用，具有很高的营养价值，是一种十分健康的蔬菜，在欧洲有"大地的苹果"之称。马铃薯也有很高的药用价值，对癌症、高血压、便秘、肠胃不适、感冒等疾病均有很好的疗效。

成熟期：6~7月。
主产地：山东、甘肃、山西、河南。

马铃薯营养调查（以100g为例）

热量	77kcal
蛋白质	2g
脂肪	0.2g
碳水化合物	17.2g
维生素C	27mg
磷	40mg
钾	342mg

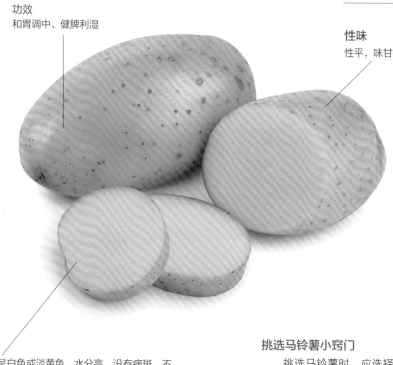

功效
和胃调中、健脾利湿

性味
性平，味甘

新鲜的马铃薯呈白色或淡黄色，水分高，没有病斑，不萎蔫，不变软，无发酵的酒精味

挑选马铃薯小窍门

　　挑选马铃薯时，应选择形状丰满、表面无伤痕或皱纹的。切记不可挑选外皮呈现绿色或发芽的马铃薯

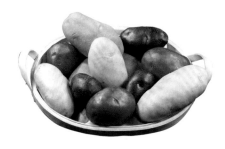

彩色马铃薯

　　目前我国已培育出以紫色、红色为主的彩色优质马铃薯。与老品种相比，改良后的彩色马铃薯芽眼小，外观好看，抗病性强，亩产可达到1000~1500千克。彩色马铃薯还可作为特色食品开发，其本身含有抗氧化成分，经高温油炸后，仍能保持天然颜色。

马铃薯在它的原产地南美洲就有几百个品种，目前全世界有几千个品种。不同品种的形状、皮色也各不相同。形状上大致有圆形、卵形和椭圆形等，皮色上大体分为红皮、黄皮、白皮、紫皮等。有些品种适合作主食，有些则适合作蔬菜。

大西洋马铃薯

块茎呈卵圆形或圆形，白皮白肉，表皮光滑，有轻微网纹，鳞片密，芽眼浅。含淀粉15%，还原糖0.03%。

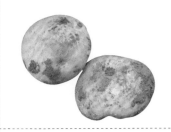

底西芮马铃薯

块茎椭圆形，红皮黄肉，表皮光滑，芽眼浅，品质紧实，口味甜面。含淀粉17%，还原糖0.4%。

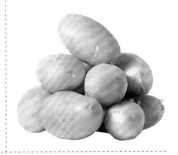

费乌瑞它马铃薯

块茎为长椭圆形，淡黄皮黄肉，表皮光滑，芽眼浅。含淀粉12.4%～14%，还原糖0.03%。

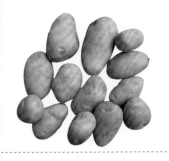

夏波地马铃薯

薯形长椭圆，白皮白肉，表皮光滑，芽眼极浅且突出，结薯集中，薯块大。含干物质19%～21%，还原糖含量较低。

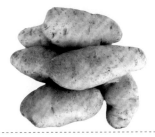
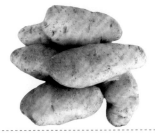

红皮马铃薯

薯形椭圆形，红皮黄肉，表皮较粗糙，芽眼浅。含干物质18.61%，淀粉13.38%，还原糖0.13%。

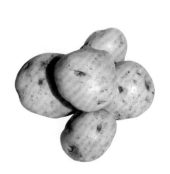

新大坪马铃薯

薯块椭圆形，白皮白肉，表皮光滑，芽眼较浅且少。含粗蛋白质2.67%，淀粉20.19%，还原糖0.16%。

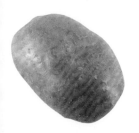

陇薯6号马铃薯

块茎扁圆形，淡黄皮白肉，芽眼较浅，单株结薯5～8个。含干物质23.3%，粗淀粉16.1%。

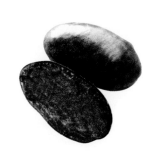

紫皮马铃薯

呈椭圆形，芽眼较小。果皮呈黑紫色，果肉为深紫色，颜色诱惑力强。果肉淀粉含量高达13%～15%。

多年生蔬菜和薯芋类蔬菜

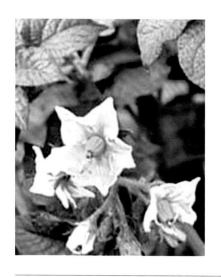

不可忽视的马铃薯

马铃薯遍布世界各地，已经成为与小麦、水稻、玉米、大豆齐名的第五大农作物。马铃薯的耐贫、耐旱能力远远超过小麦和水稻，因此，它在很多不适宜生长农产品的土壤上也有较为可观的产量。有关资料显示，我国水稻亩产量只有1000多公斤，小麦1000多斤，玉米、大豆也都徘徊在500公斤左右，而马铃薯亩产量可达5000多公斤。因此，马铃薯越来越受到世界粮农组织的关注。联合国有关部门就把马铃薯称为"潜在宝贝"，认为马铃薯在解决人类吃饭问题上将发挥重大作用。

由于马铃薯营养成分齐全、价值高，又可加工成各类炸条、炸片、速溶全粉、淀粉，以及花样繁多的糕点、蛋卷等，因此，马铃薯食品已成为一种饮食时尚。

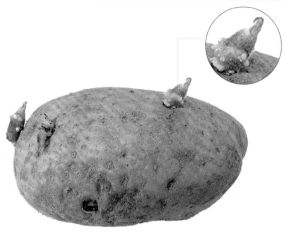

发芽变绿的马铃薯切忌食用

发芽马铃薯中的毒性成分是龙葵碱。马铃薯在正常情况下，龙葵碱含量很少，当马铃薯贮藏不当致马铃薯发芽或部分变绿时，其幼芽和芽眼部位的龙葵碱含量就会激增，烹煮不能除去或破坏掉龙葵碱，食用后易发生中毒。

中毒表现先是咽喉有抓痒感及灼烧感、上腹部疼痛，其后出现剧烈呕吐、腹泻，最后出现脱水、血压下降、头晕、轻度意识障碍、呼吸困难，重者可因心脏衰竭、呼吸中枢麻痹而死亡。

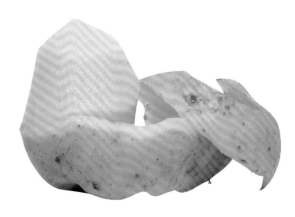

马铃薯去皮小妙招

由于马铃薯里含有一些有毒的生物碱，而且这种有毒物质通常集中在皮里，因此，食用时一定要去皮，特别是要削净已变绿的皮。下面就教您一个去皮小妙招：

❶ 把马铃薯皮从中间切浅浅的口，便于之后的剥皮。

❷ 在锅中加水，淹没马铃薯，煮15分钟左右。

❸ 把马铃薯取出立即放入冰水中。

❹ 像剥鸡蛋一样往两边一拉，皮就可以轻松地剥下来了。

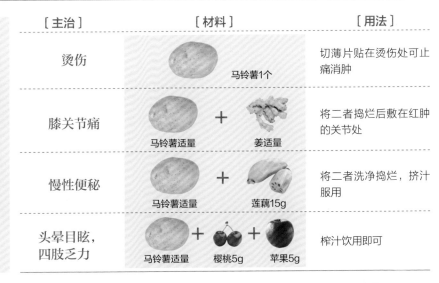

［主治］	［材料］	［用法］
烫伤	马铃薯1个	切薄片贴在烫伤处可止痛消肿
膝关节痛	马铃薯适量 + 姜适量	将二者捣烂后敷在红肿的关节处
慢性便秘	马铃薯适量 + 莲藕15g	将二者洗净捣烂，挤汁服用
头晕目眩，四肢乏力	马铃薯适量 + 樱桃5g + 苹果5g	榨汁饮用即可

蔬菜存放面面观
马铃薯应放在阴凉、干燥处存储。

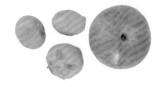

去皮的马铃薯应存放在冷水中，再向水中加少许醋，可使马铃薯不变色。

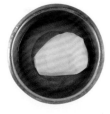

多年生蔬菜和薯芋类蔬菜

营养翻番的食用法则

炝拌马铃薯丝

材料：

马铃薯2个，青椒、红椒各1个，食用油、盐、白糖、大料、醋、鸡精、蒜各适量。

做法：

❶ 将马铃薯洗净切丝，过冷水；青椒、红椒洗净切丝。

❷ 将红椒、青椒、马铃薯先后在沸水中焯熟，捞出冲凉，控干水分。

❸ 炒锅上火，放油烧热，放入大料爆出香味，淋在马铃薯丝和青红辣椒丝上，加适量盐、鸡精、白糖、醋，搅拌均匀，撒上蒜末即可。

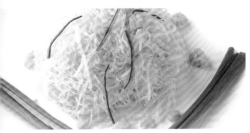

美味马铃薯泥

材料：

马铃薯200g，猪瘦肉丁20g，黄瓜丁、胡萝卜丁、玉米粒各15g，植物油、盐、鸡精、高汤、老抽、水淀粉各适量。

做法：

❶ 将马铃薯切大块，放入蒸锅蒸约15分钟，捣成泥，加入盐、鸡精拌匀。

❷ 锅内放油烧热，放入猪瘦肉丁炒香，再放入其余丁料炒熟，加高汤烧开，加老抽调味，最后用水淀粉勾芡，浇在马铃薯泥上即可。

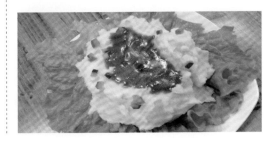

英文名：Sweet potato	别名：番薯、地瓜、红苕	科属：旋花科，番薯属

红薯

既是蔬菜又是主食的保健食品

红薯含有大量的淀粉，以及人体必需的蛋白质、脂肪、膳食纤维、维生素等营养物质。红薯中的淀粉非常容易被人体吸收，且蛋白质构成非常合理。经常食用红薯，可提高人体对主食中营养成分的利用率。红薯含有独特的生物类黄酮成分，有促进排便的作用，还能有效预防乳腺癌和结肠癌的发生。

成熟期：4~10月。

主产地：重庆、青海、福建、河南、河北。

红薯营养调查（以100g为例）

膳食纤维	1.6g
钙	23mg
铁	0.5mg
锌	0.15mg
维生素B$_1$	0.04mg
维生素E	0.28mg
维生素C	26mg

性味
性平，味甘

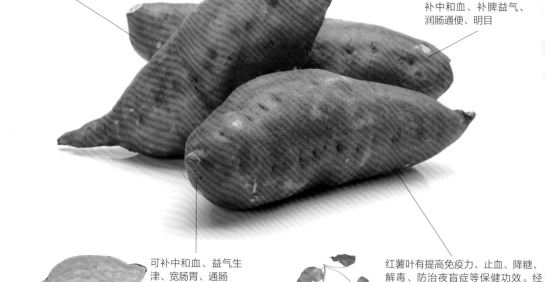

功效
补中和血、补脾益气、润肠通便、明目

可补中和血、益气生津、宽肠胃、通肠

红薯叶有提高免疫力、止血、降糖、解毒、防治夜盲症等保健功效。经常食用，有预防便秘、保护视力的作用，还能保持皮肤细腻、延缓衰老

您选哪一种？

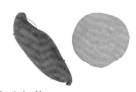

红心红薯

含水分较多，口感软绵香甜，适宜烤吃。

白心红薯

表皮有白、红等不同的颜色，有许多须根，断口有拉丝状黏液，有点像山药。水分含量少，口感比红心红薯面，适宜蒸吃。

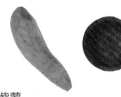

紫薯

富含硒元素和花青素，且含更多维生素C和维生素E，营养价值很高，价格比红心红薯和白心红薯贵一些。

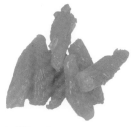

红薯干

味道鲜美、口感酥脆、营养
丰富

食物热量：338kcal / 100g

评价：食用红薯干可增加饱腹
感，但湿阻脾胃、气滞食积者应
慎食。

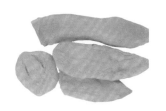

红薯片

薯香四溢

食物热量：348kcal / 100g

评价：口感香甜，薯味浓郁，但
一次食用过多易引起腹胀，肠道
频排气。

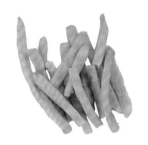

红薯条

韧性十足

食物热量：367kcal / 100g

评价：色泽金黄，口感劲道。

1 蒸红薯必须用蒸锅蒸透后才可食用

理由：未蒸透的红薯中淀粉颗粒没有完全被高温破坏，食用后不仅难以消化，还会导致胃胀、胃痛等不适症状。

2 红薯配着咸菜吃更健康

理由：红薯吃得过多会刺激胃酸大量分泌，使人感到"烧心"。与咸菜同食可有效抑制胃酸分泌。

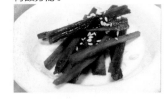

3 红薯不能与柿子同食

理由：红薯和柿子同食会产生硬块，严重时可使肠胃出血或造成胃溃疡。如果已经吃了其中一种，则至少应隔6个小时以上，才能吃另一种食物。

红糖煮红薯

材料：

红薯500g，红糖60g。

做法：

❶ 红薯切块，红糖煮水。

❷ 红糖水开锅时放入红薯块，红薯煮熟即可。

功效：

可作为黄疸（病毒性肝炎）患者的辅助食疗佳品。

［主治］	［材料］	［用法］
黄疸	红薯适量	煮食
便秘	红薯叶250g	用食用油、盐将红薯叶炒熟，一次吃完，一天2次
大便不通	红薯适量 ＋ 红糖适量	红薯捣烂后与红糖拌匀，贴在肚脐上
遗精	红薯粉适量	红薯粉温水调服，早晚各1次
小儿疳积	红薯叶120g	水煮红薯叶，服用

多年生蔬菜和薯芋类蔬菜

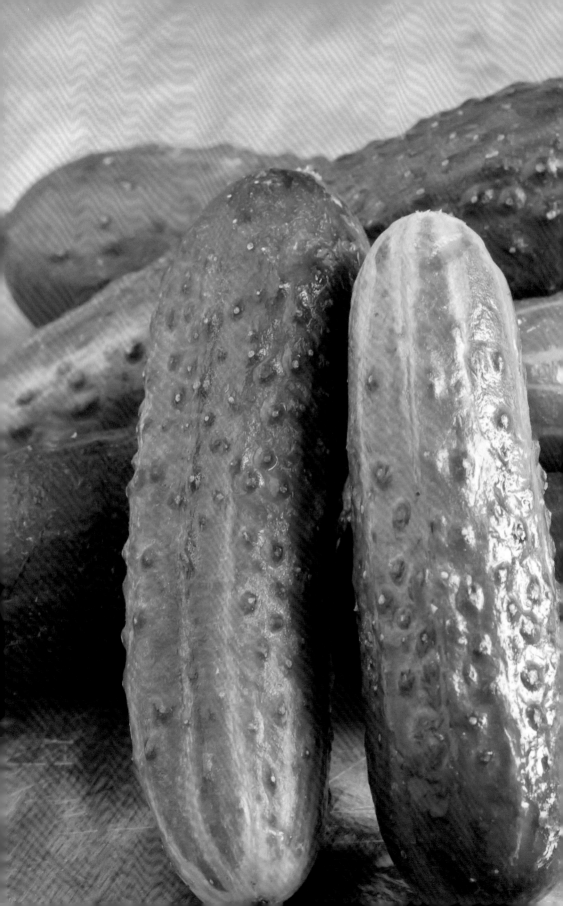

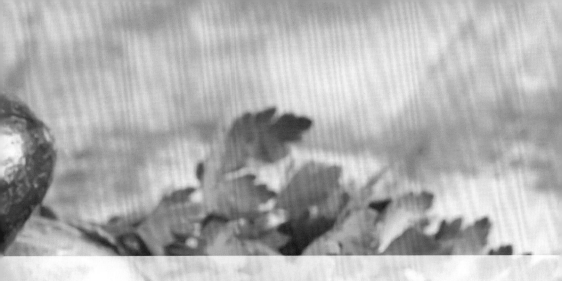

第五章

瓜类蔬菜

　　瓜类蔬菜是葫芦科中以果实部位供人食用的一些品种。中国广泛栽培的瓜类蔬菜有甜瓜属的黄瓜、菜瓜和越瓜，南瓜属的南瓜、西葫芦、笋瓜和黑籽南瓜，丝瓜属的普通丝瓜和有棱丝瓜，冬瓜属的冬瓜和节瓜，葫芦属的瓠瓜，苦瓜属的苦瓜，佛手瓜属的佛手瓜，栝楼属的蛇瓜等。本章介绍南瓜、黄瓜、丝瓜、冬瓜、苦瓜、西葫芦、瓠瓜、节瓜、佛手瓜、蛇瓜、茄瓜等11种中国地道的瓜类蔬菜，并详细讲解人们关注的瓜类蔬菜的烹饪方法。

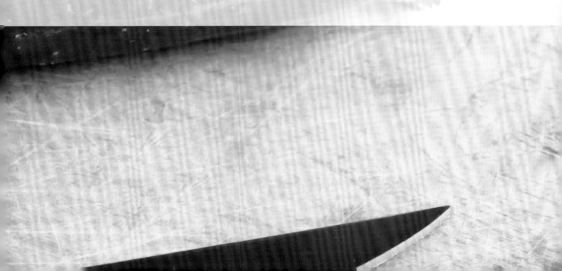

英文名：**Pumpkin**	别名：番瓜、倭瓜　科属：葫芦科，南瓜属

南瓜

状如灯笼，肉厚味甘

　　南瓜含有淀粉、蛋白质、胡萝卜素、B族维生素、维生素C和钙、磷等成分，能润肺益气、化痰排脓、驱虫解毒、止咳平喘、治疗肺痈与便秘，并有利尿、美容、预防前列腺癌、预防中风、化结石、降血糖、降血压，防治动脉硬化及胃黏膜溃疡等作用。因其食疗效果显著，在国际上被誉为"特效保健蔬菜"。

成熟期：9~11月。

主产地：河北、湖北、山西、广东、四川。

南瓜营养调查
（以100g为例）

热量	23kcal
蛋白质	0.7g
脂肪	0.1g
碳水化合物	5.3g
膳食纤维	0.8g
维生素A	148μg
胡萝卜素	890μg

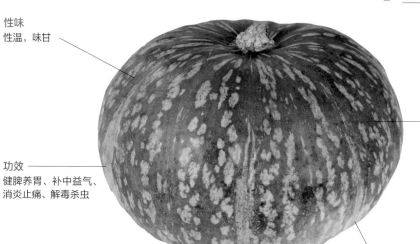

性味
性温，味甘

功效
健脾养胃、补中益气、消炎止痛、解毒杀虫

南瓜叶
南瓜叶煎汤饮用，可治疗痢疾

南瓜子
南瓜子有助于辅助治疗前列腺增生，还能预防男性疾病和泌尿系统疾病。炒熟的南瓜含磷丰富，适合孕妇常吃

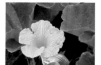

南瓜花
孕妇食用南瓜花，能促进胎儿脑细胞发育，防治妊娠水肿、高血压等孕期并发症，还有利于增强母体造血功能，预防产后出血

膳食专家建议

1. 多食南瓜会助长湿热，湿热体质者应慎食。
2. 皮肤患有疮毒风痒、黄疸和脚气病患者应少食或不食南瓜。

挑选南瓜小妙招

1. 南瓜的盛产季节为初秋时期。选购时，同样体积的南瓜要挑选较重，且呈现深绿色的。
2. 如果要购买已剖开的南瓜，则要选择色泽深黄、肉厚、切口新鲜水嫩不干燥的。

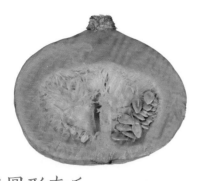

❶ 柿饼南瓜

因其形似柿饼而得名。

❷ 盒盘南瓜

形态方圆不分明。

❸ 磨盘南瓜

个大体重，形似**磨盘**。

扁圆形南瓜

南瓜的纵径小于横径。从个头上看，柿饼南瓜＜盒盘南瓜＜磨盘南瓜。

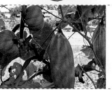

❶ 橄榄瓜

瓜梗和瓜蒂两个部位都比较尖，整个南瓜呈橄榄形，也叫腰鼓瓜。

❷ 球形瓜

瓜形呈圆球状。

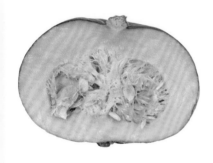

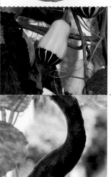

❸ 酒坛瓜

瓜的两端都是平的，瓜梗部位比瓜蒂部位大。

短筒形南瓜

纵径与横径之比为1∶1~2∶1。

长筒形南瓜

纵径大于横径两倍以上，呈长筒形或长弯筒形，瓜蒂一端稍大。雁脖瓜＜粗脖子瓜＜牛腿瓜。

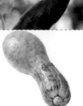

❶ 雁脖瓜

长筒型南瓜中的小瓜。

❷ 粗脖子瓜

长筒形南瓜中的中瓜，也叫狗伸腰、黄狼瓜。

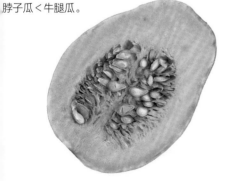

❸ 枕头南瓜

长筒形南瓜中中间束腰的南瓜。

瓜类蔬菜

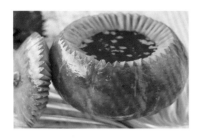

南瓜盅

材料：

南瓜1个，蜂蜜或冰糖适量。

做法：

❶ 将南瓜洗净，瓜蒂部分横开一口，挖去瓜瓤。

❷ 在南瓜里装入蜂蜜或冰糖，盖上南瓜盖，上锅蒸1小时后食用。

功效：

一日2次，连服3～7天，可治因伤风感冒而引起的咳嗽。

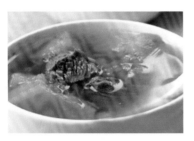

南瓜煮牛肉

材料：

南瓜1个，牛肉250g。

做法：

❶ 将南瓜（带皮）切小块，牛肉切丁。

❷ 南瓜、牛肉加水一起煮熟即可食用。

功效：

做这道菜时，切记不加食用油、盐，分2～3次食用，可辅助治疗肺痈。

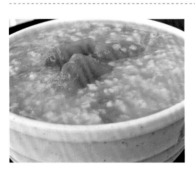

南瓜粥

材料：

老南瓜100g，大米50g，盐适量。

做法：

❶ 将南瓜去皮，切小块；大米淘净。

❷ 锅中加清水适量，下大米煮粥。

❸ 粥第一次煮沸时，放入南瓜，待粥熟，放适量盐调味即可。

功效：

每日食用1次可缓解脾胃虚弱、营养不良、肺痈、下肢溃疡等症状。

养生有方

小贴士

在食用南瓜时最好连皮一起吃，因为南瓜皮含有丰富的胡萝卜素和维生素，还含有锌等矿物质，对促进生长发育非常有利。

［主治］	［材料］		［用法］
烧伤、烫伤	南瓜适量		捣烂取汁，涂敷伤口
高血压	南瓜适量		生食或蒸至半熟食用
习惯性流产	南瓜蒂3个 ＋	薏米120g	加水煎服，连服数日
哮喘	南瓜适量 ＋	蜜糖	蒸熟，加蜜糖共吃，早晚各1次

成熟期：4~9月。
主产地：云南、辽宁、河北。

西葫芦营养调查
（以100g为例）

热量	19kcal
蛋白质	0.8g
膳食纤维	0.6g
钙	15mg
钾	92mg
维生素B$_2$	0.03mg
胡萝卜素	30mg

皮薄肉厚、可菜可馅

　　西葫芦外皮颜色有白色、白绿色、金黄色、深绿色、墨绿色或白绿相间几种，富含水分，不仅有润泽肌肤的作用，还有减肥、抗癌防癌、提高免疫力、抗病毒、清热利尿、除烦止渴、润肺止咳、消肿散结的功效，可用于辅助治疗水肿腹胀、烦渴、疮毒及肾炎、肝硬化腹水等病症。

西葫芦

性味
性寒，味甘

功效
除烦止渴、润肺止咳、清热利尿、消肿散结

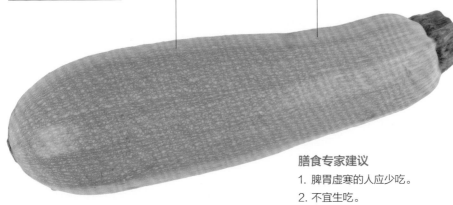

膳食专家建议

1. 脾胃虚寒的人应少吃。
2. 不宜生吃。
3. 烹调时不宜煮得太烂，以免营养成分损失。

您选哪一种？

❶ 矮生形

藤蔓长约50cm，节间短。

代表品种：北京七寸白、河北一窝猴西葫芦。

❷ 搅瓜

主要食用老熟瓜，肉质纤维长，蒸熟后能搅动瓜肉成丝状。

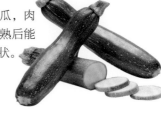

瓜类蔬菜

❸ 蔓生形

藤蔓长100~400cm，节间较长。

代表品种：银川拉条茭瓜、上海青茭瓜。

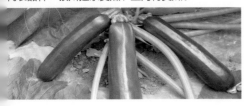

❹ 半蔓生形

藤蔓长50~100cm。

代表品种：济宁西葫芦、延寿大西葫芦。

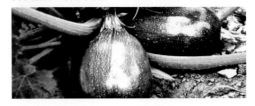

瓠瓜

葫芦科的药用瓜菜

瓠瓜为葫芦科一年生蔓性草本，其嫩果味道清淡，质地柔软，适宜食用，《诗经》中就有瓠瓜的记载。瓠瓜虽然营养价值比较低，但具有很高的药用价值，可辅助治疗水肿腹水、烦热口渴、疮毒、黄疸、淋病、痈肿等病症。此外，瓠瓜中含有两种胰蛋白酶抑制剂，对胰蛋白酶有抑制作用，从而起到降糖的功效，非常适合糖尿病患者食用。瓠瓜分为甜瓠瓜和苦瓠瓜。甜瓠瓜可以食用，而苦瓠瓜因含有过量的瓠瓜苷等苦素有毒物质，食后易出现呕吐、腹泻和肠痉挛等症状，因而不宜食用，多作药用。

成熟期：

主产地：广东、浙江、山东、湖北。

瓠瓜营养调查（以100g为例）

蛋白质	0.7g
碳水化合物	3.5g
膳食纤维	0.8g
钾	87mg
钠	0.6mg
钙	16mg
铁	0.4mg
锌	0.14mg

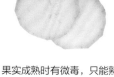

含糖量低，适合糖尿病患者食用。同时含有丰富的钾等矿物质及多种维生素，具有降压的作用，对高血压有一定的食疗作用

具有清热利水、止渴、解毒的作用，可用作水肿、腹胀、烦热口渴、疮毒、肺炎、肠炎、糖尿病等病症的辅助食疗蔬菜

果实成熟时有微毒，只能熟吃而不能生吃

功效
利水除烦、润肺通便、清热解毒、通淋散结

性味
性寒，味甘

风湿积食、湿痰积聚的寒疾患者食后易腹痛，不宜多食

养生有方

[主治]	[材料]				[用法]
湿热型肠炎	瓠瓜 + 马齿苋 + 薏米 + 粳米				煮粥食用
肺炎	瓠瓜 + 玄参 + 鱼腥草 + 白茅根 + 甘草				水煎服，一日2次

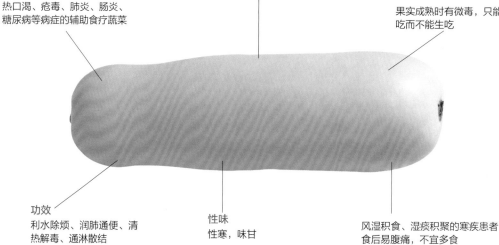

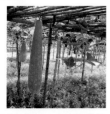

线瓠子

叶片绿色，圆五角形，叶边为浅锯齿状，叶面有白色短茸毛，瓜细长形，上部和中部略细，下端略粗，瓜顶平圆，瓜底部和瓜梗四周突起有纵棱。

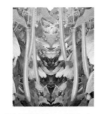

长瓠子

瓜为长圆筒形，果皮淡绿色，果肉白色、柔软，瓜多结在子蔓或侧蔓上。

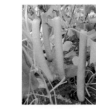

面条瓠子

又名香瓠子，瓜上下粗细相近，梗部稍细，果皮薄、淡绿色，肉厚而嫩、白色。

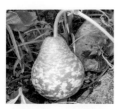

大葫芦

子蔓结瓜，瓜葫芦形，下部膨大呈球形，底部平，上部渐细呈短柱状，嫩瓜外皮白绿色或淡绿色，底上有白色不规则花斑，表面密生白色短茸毛。

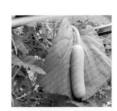

孝感瓠瓜

瓜为长圆筒形，中部稍细，上端稍大，瓜皮薄、绿色，肉厚白色。

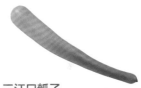

三江口瓠子

瓜为棒形，外皮浅绿色，有白色茸毛，肉质细嫩。

瓠瓜汤

材料：

猪小排500g，瓠瓜600g，胡萝卜200g，香菇50g，盐、味精、葱花、香油各适量。

做法：

❶ 将猪小排洗净，放入滚水中氽烫，捞出；瓠瓜去皮洗净，切滚刀块；胡萝卜去皮切片；香菇泡软，对切两半。

❷ 锅中倒入半锅水烧开，放入猪小排及香菇，大火煮滚后改小火煮15分钟，加入瓠瓜块、胡萝卜片煮熟，出锅前调味即可。

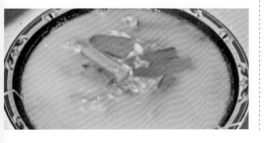

辣炒瓠瓜丝

材料：

瓠瓜600g，青椒25g，红辣椒20g，花生油、盐、料酒、味精、葱、姜各适量。

做法：

❶ 将瓠瓜洗净，去皮、瓤，切成丝；红辣椒、青椒均洗净切成丝。

❷ 将炒锅置大火上，放入花生油，用葱、姜末炝锅，下入红辣椒丝煸出红油。

❸ 烹入料酒，加入青椒丝及瓠瓜丝，放盐煸炒至熟，调味即可。

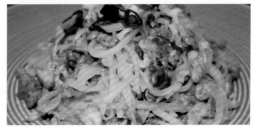

瓜类蔬菜

105

黄瓜

清甜脆嫩的营养胡瓜

　　黄瓜原名胡瓜，是汉朝张骞出使西域时带回来的。到了隋代，隋炀帝因崇尚华夏，蔑视胡人，把胡瓜改名为黄瓜。现在黄瓜广泛分布于中国各地，并且成为夏季的主要蔬菜之一，广受人们喜爱。黄瓜以生食为主，其肉质香甜多汁、清脆爽口，有抗肿瘤及肝炎、治疗迁延性肝炎、抗衰老、预防酒精性肝硬化、降血糖、减肥强体、健脑安神等作用。

成熟期：5~9月。
主产地：河南、山东、河北、云南。

黄瓜营养调查
（以100g为例）

热量	16kcal
蛋白质	0.8g
脂肪	0.2g
碳水化合物	2.9g
膳食纤维	0.5g
维生素A	15μg
胡萝卜素	90μg

性味
性凉，味甘、淡

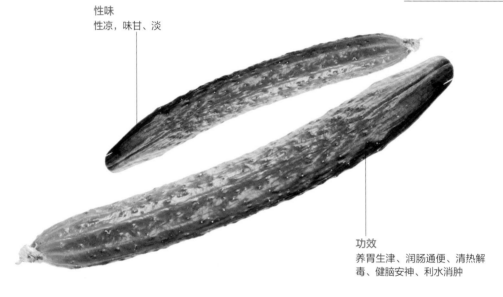

功效
养胃生津、润肠通便、清热解毒、健脑安神、利水消肿

养生有方

小贴士

　　黄瓜不仅营养丰富，还有美容减肥的作用。生吃黄瓜既可以美容养颜，又可以减肥。黄瓜汁能降火气，排毒养颜，黄瓜片敷脸能祛痘。

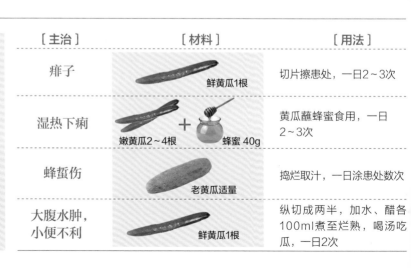

［主治］	［材料］	［用法］
痱子	鲜黄瓜1根	切片擦患处，一日2~3次
湿热下痢	嫩黄瓜2~4根 ＋ 蜂蜜40g	黄瓜蘸蜂蜜食用，一日2~3次
蜂蜇伤	老黄瓜适量	捣烂取汁，一日涂患处数次
大腹水肿，小便不利	鲜黄瓜1根	纵切成两半，加水、醋各100ml煮至烂熟，喝汤吃瓜，一日2次

挑选黄瓜小妙招

　　选购时，要挑选新鲜水嫩、有弹性、深绿色、较硬，而且表面有光泽、带花、整体粗细一致的黄瓜。粗把、细把、中央弯曲的变形小黄瓜，属于营养不良或有其他障碍问题的品种，口味不佳。

膳食专家建议

1. 脾胃虚寒的人应少吃或不吃黄瓜。

2. 嗜酒的人应多吃黄瓜。

3. 黄瓜不能与菜花、小白菜、西红柿、柑橘同食。

4. 黄瓜不能与花生同食，因为黄瓜性寒味甘，而花生多油脂，两者搭配食用容易引起腹泻。

您选哪一种?

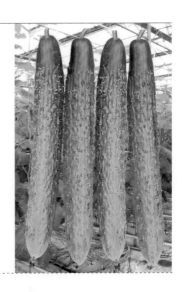

华北型黄瓜

分布：秦岭—淮河以北地区。

黄瓜秧的叶片是掌状五角形的，五个角比较尖，茎细，结出的黄瓜呈长棒形，有明显的黄瓜把。嫩黄瓜外皮颜色有浅绿色、绿色和深绿色三种，瓜上小包排列较密，且有白刺，老熟以后外皮呈黄白色，上面没有纵裂纹和网纹。

代表品种：山东新泰密刺、北京大刺瓜。

西双版纳黄瓜

分布：云南西双版纳热带雨林区。

这种黄瓜个头很大，一个瓜即可重达10斤。嫩黄瓜呈方圆、长圆或短圆柱形，果肉橙色，老熟以后则变成橘红色。

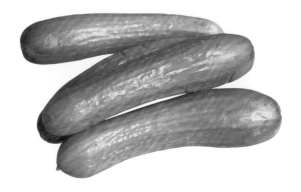

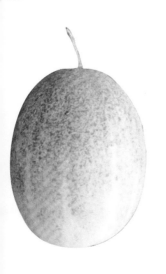

华南型黄瓜

分布：秦岭—淮河以南地区，以及华北、东北部分地区。

黄瓜秧的叶片是圆形的，茎粗，结出的黄瓜呈短圆筒和长筒形，一般没有瓜把，瓜上小包稀少。嫩黄瓜外皮呈白、浅黄、绿、深绿等色，老熟以后则呈乳白、黄、棕黄、棕褐等色，多数有纵裂纹或网纹。

代表品种：昆明早黄瓜、广州二青。

瓜类蔬菜

黄瓜炒虾仁

材料：

黄瓜200g，虾仁100g，姜丝、植物油、盐、味精各适量。

做法：

❶ 将黄瓜洗净去皮，斜切成块；虾仁去壳，挑去虾线。

❷ 将虾仁放在沸水中焯一下，再将黄瓜放入碗内，加盐适量搅拌均匀。

❸ 炒锅加油烧热，下姜丝爆香，下入虾仁、黄瓜快炒，加入盐、味精调味即可出锅。

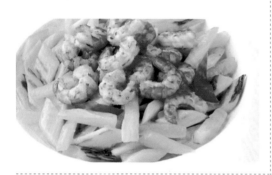

黄瓜蒲公英粥

材料：

黄瓜、大米各50g，新鲜蒲公英30g。

做法：

❶ 将黄瓜切片，蒲公英切碎。

❷ 大米淘洗干净，先入锅中，加水1000ml煮粥。

❸ 待粥将熟时，加入黄瓜片、蒲公英末同煮片刻即可。

功效：

清热解暑，利尿消肿。适用于热毒炽盛、咽喉肿痛、风热眼疾、小便短赤等病症。

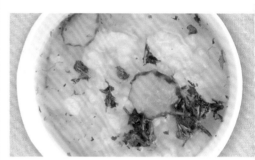

糖酱黄瓜

材料：

黄瓜1000g，甜面酱200g，盐50g，五香粉5g，蒜10g，白糖15g。

做法：

❶ 将黄瓜洗净入缸，用盐腌3～4天捞出；蒜捣成蒜蓉。

❷ 将捞出的小黄瓜挤压去水，再放入缸中依次摆好，拌入甜面酱、五香粉、蒜蓉、白糖，密封7天即成。

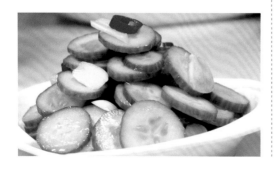

山楂汁拌黄瓜

材料：

嫩黄瓜5根，山楂30g，白糖50g。

做法：

❶ 将黄瓜去皮及瓜把，切成条状。

❷ 山楂放入锅中，加水200ml，煮约15分钟后取汁液100ml。

❸ 黄瓜条入锅中加水煮熟，捞出；山楂汁中放入白糖，在文火上慢熬，待糖融化，放入已沥干水的黄瓜条拌匀即可。

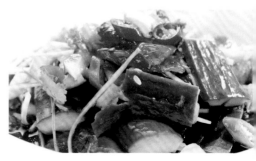

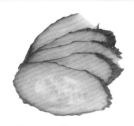

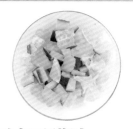

补水瓜片面膜

做法：

1. 选择个头较小、果肉较嫩的黄瓜。
2. 把小黄瓜切成约1mm厚的薄片。
3. 洁面以后，将小黄瓜片贴在脸上至水分完全被皮肤吸收。

功效：

补水、保湿、脱敏。

美白抗皱面膜汁

做法：

1. 将黄瓜切丁，去皮的橙子切丁，带皮的柠檬切丁。
2. 将黄瓜丁、橙子丁和柠檬丁一起放入榨汁机中榨汁。
3. 将汁和榨碎的果肉一起与蜂蜜调匀，再敷在面部，20～30分钟后洗净。

功效：

保湿、美白、抗皱、祛痘。

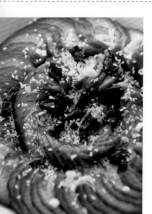

蓑衣黄瓜

材料：

大黄瓜1条，红辣椒、白芝麻、植物油、香油、香醋、白糖、盐各适量。

做法：

① 将黄瓜切成蓑衣花刀，用盐腌10分钟，再用清水冲洗，沥干水分装盘。

② 红辣椒切小段，放入碗中备用。

③ 锅中倒入植物油，烧至八成热时，将油均匀地泼在红辣椒段上。

④ 碗中继续加入香醋、白糖、盐、香油，搅拌均匀后放凉。

⑤ 将冷却的调味汁均匀地倒在黄瓜上，再撒上白芝麻即可。

蓑衣花刀刀工小妙招

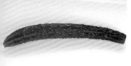

1. 取1根黄瓜，切去黄瓜把。

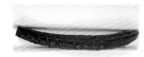

2. 筷子放在黄瓜两侧。

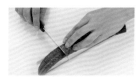

3. 切黄瓜时，刀所切的方向与筷子垂直。

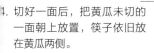

4. 切好一面后，把黄瓜未切的一面朝上放置，筷子依旧放在黄瓜两侧。

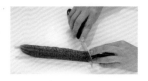

5. 切这面时，刀向左偏，与筷子成45度角，即斜切黄瓜。

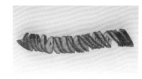

6. 切完拿起，黄瓜完整不断，这就是蓑衣花刀刀工。

瓜类蔬菜

109

丝瓜

美容养颜佳品

　　丝瓜中含有防止皮肤老化的B族维生素、美白皮肤的维生素C等成分，能护肤祛斑，使皮肤洁白细嫩，是不可多得的美容佳品，因此，丝瓜汁也有"美人水"之称。蔬菜用的丝瓜主要有两种：普通丝瓜和有棱丝瓜。

成熟期：6~10月。
主产地：广东、广西、海南。

丝瓜营养调查（以100g为例）

热量	21kcal
蛋白质	1g
脂肪	0.2g
碳水化合物	4.2g
膳食纤维	0.6g
维生素A	15μg
胡萝卜素	90μg

性味
性凉，味甘

功效
润肺养胃、清热化痰、利水利尿、解毒、凉血

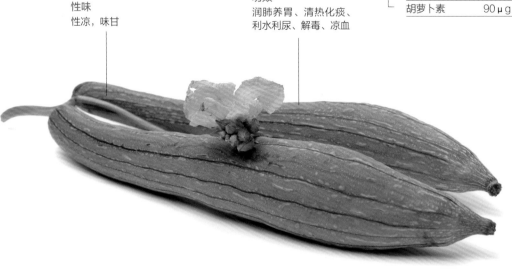

走近丝瓜

丝瓜子
清热、利水、通便、驱虫。

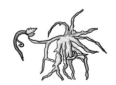

丝瓜根
活血通络、清热解毒。

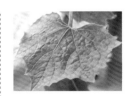

丝瓜叶
清热解毒、止血、祛暑。

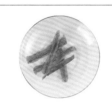

丝瓜皮
清热解毒。

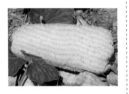

丝瓜络
丝瓜络就是丝瓜老熟后瓜里的网状纤维物质，可入药，有清热、利尿、活血、通经活络、解毒消肿的功效。

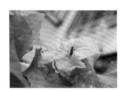

丝瓜花
清热解毒、化痰止咳。

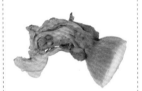

丝瓜蒂
清热解毒、化痰定惊。

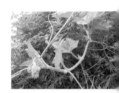

丝瓜藤
舒筋活血、止咳化痰、解毒杀虫。

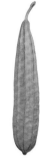

有棱丝瓜

别名：棱角丝瓜、胜瓜

表皮绿色而厚，有褶皱，皮上还有9~11道墨绿色的棱和黑色网纹。

代表品种：玉林密丝瓜、河北洋丝瓜。

普通丝瓜

别名：蛮瓜、水瓜

形状有短圆柱形和长圆柱形，表皮较薄，有数条墨绿色纵纹，无棱。少数品种表皮起褶皱，皮乳黄色。

代表品种：上海香丝瓜、哈尔滨长丝瓜。

膳食专家建议

1. 丝瓜性寒，多吃容易导致腹泻，体虚内寒、腹泻者应少吃或不吃丝瓜。
2. 丝瓜不宜生吃，可烹食，煎汤服，或捣汁涂敷患处。
3. 丝瓜汁水丰富，宜现切现做，以免营养成分随汁水流失。

避免丝瓜发黑的小窍门

丝瓜切开，遇空气容易发黑，除了快切快炒，还可以怎样避免丝瓜发黑呢？

1. 处理丝瓜前调一些盐水，丝瓜削皮后浸泡在盐水中，烹饪时取出即可。
2. 丝瓜切好后用开水焯一下。

挑选丝瓜小妙招

无论是挑选普通丝瓜，还是有棱丝瓜，都应选择头尾粗细均匀的。挑选有棱丝瓜时，还要注意其皱褶间隔是否均匀，越均匀则味道越甜。

养生有方

小贴士

烹制丝瓜时应注意尽量保持清淡，油要少用，而且不加酱油和豆瓣酱等口味较重的酱料，避免抢味，可用味精或胡椒粉提味，以突出丝瓜香嫩爽口的特点。

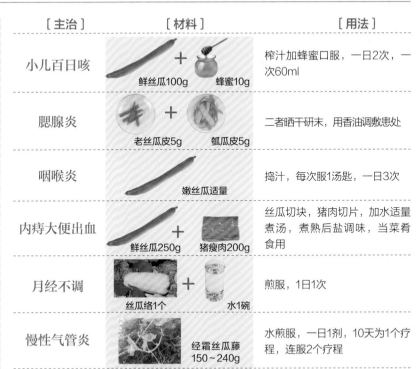

［主治］	［材料］	［用法］
小儿百日咳	鲜丝瓜100g + 蜂蜜10g	榨汁加蜂蜜口服，一日2次，一次60ml
腮腺炎	老丝瓜皮5g + 瓠瓜皮5g	二者晒干研末，用香油调敷患处
咽喉炎	嫩丝瓜适量	捣汁，每次服1汤匙，一日3次
内痔大便出血	鲜丝瓜250g + 猪瘦肉200g	丝瓜切块，猪肉切片，加水适量煮汤，煮熟后盐调味，当菜肴食用
月经不调	丝瓜络1个 + 水1碗	煎服，1日1次
慢性气管炎	经霜丝瓜藤150~240g	水煎服，一日1剂，10天为1个疗程，连服2个疗程
神经性皮炎	鲜丝瓜叶适量	叶洗净，研细后在患处摩擦，直到局部发红，甚至见隐血为止。7天1次，2次为1个疗程

瓜类蔬菜

芙蓉丝瓜

材料：

丝瓜1根，鸡蛋1个，姜1片，食用油两大匙，盐、水淀粉各适量。

做法：

❶ 将丝瓜去皮、切块，姜片切丝，鸡蛋打散。

❷ 热锅放1大匙油，油热下打散的鸡蛋，炒成蛋花盛出。

❸ 热锅放1大匙油，油热下姜丝炒香，再放入丝瓜。

❹ 丝瓜熟时，加盐调味，再放入炒好的鸡蛋炒匀，最后用水淀粉勾芡即可。

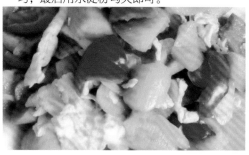

蟹黄蒸丝瓜

材料：

丝瓜1根，虾泥120g，蟹黄40g，植物油、淀粉、白胡椒粉、盐、水淀粉各适量。

做法：

❶ 将丝瓜去皮，切菱形片，平铺在平盘上。

❷ 虾泥中放少量淀粉和盐朝一个方向搅匀至上劲。

❸ 用小勺取拌好的虾泥放在丝瓜上。

❹ 虾泥上再铺一层蟹黄，然后整盘放入蒸锅中蒸熟。

❺ 将少量水加盐、白胡椒粉煮开，用水淀粉勾薄芡淋在食材盘中即可。

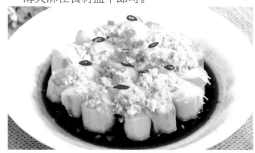

丝瓜炖豆腐

材料：

丝瓜100g，冻豆腐100g，葱1根，植物油、酱油、盐、味精、水淀粉各适量。

做法：

❶ 将丝瓜去皮，切菱形块，葱切成末，冻豆腐切方块。

❷ 热锅放油，油热后放入丝瓜炒至发软。

❸ 加少量水、酱油、盐、葱末煮开，再放入豆腐块，小火炖至汤剩下一半时转大火。

❹ 剩下一点汤时，用水淀粉勾芡调味即可。

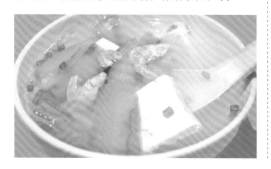

丝瓜百合鲜菇

材料：

百合50g，丝瓜1根，鲜蘑菇3个，植物油、盐、白糖各适量。

做法：

❶ 将百合去头、尾及芯部，放入清水中浸泡1~2分钟；丝瓜去皮，斜切成小段；蘑菇切片。

❷ 处理好的百合、丝瓜和蘑菇一同入沸水中焯一下，捞起沥干。

❸ 热锅放油，油热后放入焯好的食材炒匀，放盐和白糖翻炒均匀即可。

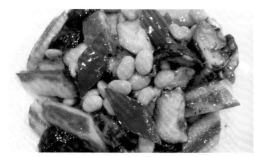

香菇烧丝瓜

材料：

丝瓜800g，香菇50g，姜汁、料酒、盐、味精、水淀粉、植物油、香油各适量。

做法：

❶ 将香菇去蒂，丝瓜去皮，切片。

❷ 热锅放油，油至八成热放姜汁烹。

❸ 下丝瓜片、香菇、料酒、盐，煮至香菇、丝瓜入味。

❹ 水淀粉勾芡，味精调味，再淋入香油，搅拌均匀即可。

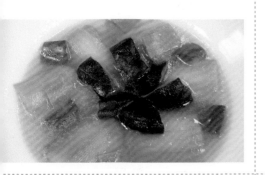

干煸丝瓜

材料：

丝瓜250g，盐、味精各适量。

做法：

❶ 将丝瓜去皮、切片。

❷ 热锅放油，油至六成热时，放入丝瓜煸炒。

❸ 丝瓜将熟时，加少许盐、味精炒匀即可。

功效：

清热利湿、化痰止咳。特别适合痰喘咳嗽、热痢、黄疸患者长期服食。

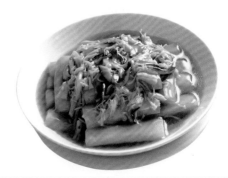

丝瓜虾仁

材料：

嫩丝瓜500g，虾仁25g，植物油、葱花、盐、味精各适量。

做法：

❶ 将丝瓜去皮，切斜片；虾仁浸泡。

❷ 油锅烧热，下葱花煸香。

❸ 依次下入丝瓜片和虾仁翻炒，快熟时加入盐和味精炒匀即可。

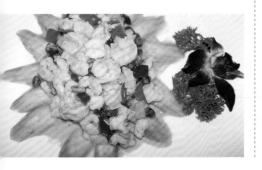

丝瓜香菇汤

材料：

丝瓜250g，香菇100g，植物油、葱段、姜片、盐各适量。

做法：

❶ 将丝瓜去皮，切段，香菇切片。

❷ 热锅放油，油热后下香菇片略炒，加清水适量。

❸ 煮沸后下丝瓜段煮熟，加葱段、姜片、盐调味即可。

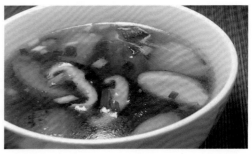

瓜类蔬菜

| 英文名：**Chayote** | 别名：棒瓜、菜肴梨　科属：葫芦科，佛手瓜属 |

佛手瓜

长相奇特，富有营养

　　佛手瓜清脆多汁，既可做菜，又可当水果生吃。瓜形如两掌合十，在佛教有祝福之意。佛手瓜营养丰富，对儿童的智力发育、男女不育症，尤其男性性功能衰退有明显疗效，还可缓解老年人视力衰退。佛手瓜在瓜类蔬菜中营养全面，常食对增强人体抗病能力有益。

成熟期：8~11月。
主产地：云南、广东、福建。

佛手瓜营养调查（以100g为例）

热量	19kcal
蛋白质	1.2g
膳食纤维	1.2g
维生素A	3μg
胡萝卜素	20μg
钙	17mg
钾	74mg

性味
性温，味甘

膳食专家建议

　　由于佛手瓜属于温性食物，因此阴虚体热和体质虚弱的人不宜多食。

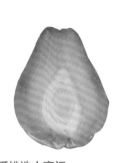

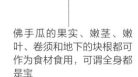

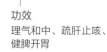

佛手瓜挑选小窍门

　　佛手瓜食用时最好选择幼果，果肩部位有光泽及果皮细嫩，颜色鲜绿，尚未硬化，且皮上纵沟较浅者为佳。

佛手瓜的果实、嫩茎、嫩叶、卷须和地下的块根都可作为食材食用，可谓全身都是宝

功效
理气和中、疏肝止咳、健脾开胃

您选哪一种？

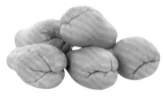

绿皮种

长势强，茎粗蔓长，结瓜多，丰产。瓜皮深绿色，瓜形较长而大，果面有刺，单瓜重0.5公斤左右。果实味道较清淡。

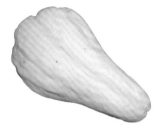

白皮种

长势弱，茎细蔓短，结瓜少，产量较低。瓜皮白绿色，瓜形较圆而小，表面光滑无刺，肉质致密，腥味淡，味较佳，供生吃。

凉拌佛手瓜

材料：

佛手瓜300g，柿子椒30g，青椒20g，酱油10ml，白糖15g，味精2g。

做法：

❶ 将佛手瓜洗净切丝。

❷ 柿子椒、青椒洗净去蒂、子，切丝，将佛手瓜丝和辣椒丝放入沸水中焯烫一下，捞起备用。

❸ 在容器中放入酱油、白糖、味精与佛手瓜丝、辣椒丝搅拌均匀，盛盘即可。

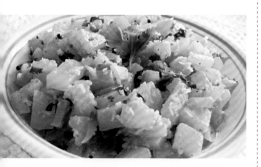

清炒佛手瓜

材料：

佛手瓜300g，胡萝卜半根，黄甜椒1个，葱、植物油、盐、鸡精各适量。

做法：

❶ 将佛手瓜、胡萝卜、黄甜椒切片，葱切成葱花。

❷ 油烧至八成热时，放入切好的食材一起大火快速翻炒。

❸ 转为中火放适量盐翻炒几下，转小火再放点鸡精装盘即可。

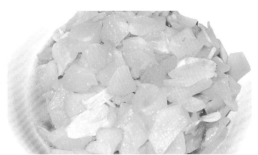

佛手瓜煲鸡脚

材料：

佛手瓜100g，红枣10g，鸡脚200g，姜10g，盐、味精、白糖、胡椒粉各适量。

做法：

❶ 将佛手瓜去子，切块；姜切片；鸡脚砍去爪尖；红枣洗净。

❷ 砂锅中注入清水，放入鸡脚、姜片、红枣，用小火煲40分钟。

❸ 调入盐、味精、白糖、胡椒粉与佛手瓜同煲20分钟即成。

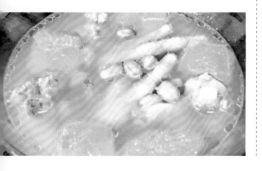

佛手瓜炒鹌鹑松

材料：

佛手瓜500g，鹌鹑4只，蒜蓉1茶匙，水淀粉、植物油、盐各适量。

做法：

❶ 将佛手瓜去皮切片，用水煮约2分钟，沥干水分。

❷ 鹌鹑去皮及骨，将肉切碎。

❸ 热1汤匙油，爆香蒜蓉，加入碎鹌鹑肉炒熟，将佛手瓜加入炒匀，放入水淀粉煮至汁稠，再加盐后即可装盘。

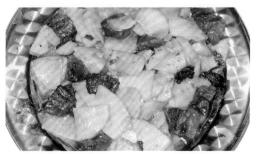

瓜类蔬菜

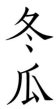

冬瓜

低脂低钠的减肥瓜

　　冬瓜是人们餐桌上常见的蔬菜，其肉质肥厚多汁，营养丰富，吃法也非常多样。冬瓜含有丰富的的蛋白质、碳水化合物、维生素以及矿质元素等营养成分，它的种子和皮还可入药，肉及瓤有利尿、清热、化痰、解渴等功效。此外，冬瓜中还含有大量丙醇二酸，对防止人体发胖、保持形体健美有重要作用。冬瓜按果实的大小可分为大果型、中果型和小果型；按果皮蜡粉的有无可分为粉皮种和青皮种等。

成熟期：6~9月。

主产地：浙江、四川、河北、山西。

冬瓜营养调查
（以100g为例）

热量	12kcal
膳食纤维	0.7g
维生素A	13μg
胡萝卜素	80μg
钙	19mg
钾	78mg

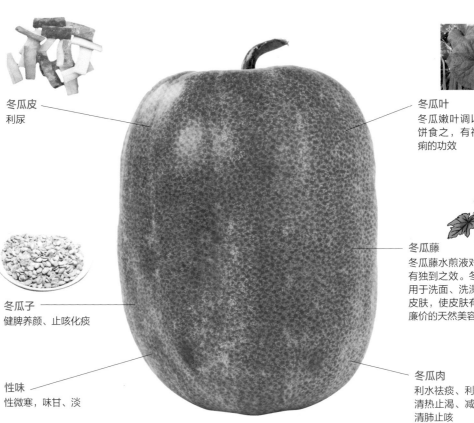

冬瓜皮
利尿

冬瓜叶
冬瓜嫩叶调以面粉煎饼食之，有祛热、泻痢的功效

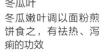

冬瓜藤
冬瓜藤水煎液对于脱肛有独到之效。冬瓜藤鲜汁用于洗面、洗澡，可增白皮肤，使皮肤有光泽，是廉价的天然美容剂

冬瓜子
健脾养颜、止咳化痰

性味
性微寒，味甘、淡

冬瓜肉
利水祛痰、利尿消肿、清热止渴、减肥化湿、清肺止咳

膳食专家建议

1. 适宜肾病、水肿、肝硬化腹水、癌症、脚气病、高血压、糖尿病、冠心病、肥胖的人群常食。
2. 冬瓜性寒，脾胃虚弱、久病滑泄、阳虚肢冷者忌食。
3. 冬瓜不宜生食。女子月经和痛经期间不宜食用。

挑选冬瓜小妙招

　　挑选冬瓜时，应选择皮色青绿，带白霜，形状端正，表皮无斑点和外伤，且皮不软、不腐烂的。表皮硬、肉质紧密的冬瓜口感比较好。

您选哪一种？

大果型冬瓜

果型很大，单个冬瓜重量在16kg以上。

代表品种：武汉青皮冬瓜、广州黑皮冬瓜。

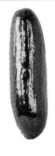

中果型冬瓜

果型大小中等，单个冬瓜重量在7~15kg。

代表品种：济南青皮冬瓜、北京柿饼冬瓜。

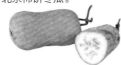

小果型冬瓜

果型较小，单个冬瓜重量低于6kg。

代表品种：北京一串铃、绍兴小冬瓜。

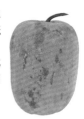

养生有方

小贴士

　　如何挑选冬瓜？市场上的冬瓜一般有青皮、黑皮、白皮三种类型。黑皮冬瓜肉厚，可食率较高；白皮冬瓜肉薄质松，易入味；青皮冬瓜则介于二者之间。挑选时，可以根据自己的需要选择。此外，一般瓜体重的冬瓜质量较好，瓜身较轻的可能已变质。

[主治]	[材料]		[用法]
咳嗽	冬瓜子15g	＋ 红糖适量	捣烂研细，开水冲服，一日2次
冻疮	冬瓜皮250g	＋ 茄子根250g	熬水煎汤，洗患处
肾性水肿	冬瓜皮250g	＋ 蚕豆适量	和水熬煎，去渣饮汤
糖尿病	冬瓜瓤适量	＋ 冬瓜子适量	煎汁内服
暑天感冒	冬瓜150g	＋ 粳米100g	煮粥食用，一日2次
慢性肾炎	冬瓜1000g	＋ 鲤鱼1条	不加盐，煮汤食

瓜类蔬菜

营养翻番的食用法则

冬瓜炖排骨

材料：

冬瓜400g，猪排骨100g，太子参30g，金银花10g，味精、葱花、盐各适量。

做法：

❶ 将猪排骨洗净剁小块，余烫后捞出；冬瓜切薄片。

❷ 太子参、金银花一起入水中煮，煮至太子参软烂，金银花取出弃去，药汁澄清备用。

❸ 猪排骨、冬瓜加水炖熟，放入煮好的太子参和盐、味精、葱花，并兑入少量澄清的药汁，再烧滚即成。

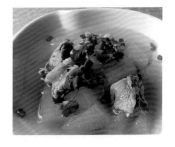

冬瓜银耳羹

材料：

冬瓜250g，银耳30g，食用油、盐、味精、黄酒各适量。

做法：

❶ 将冬瓜去皮、瓤，切成片状；银耳用水泡发。

❷ 热锅放油，油热下冬瓜片煸炒片刻，加少量水、盐，煮至冬瓜将熟时，加入银耳、味精、黄酒调匀即成。

功效：

清热生津，利尿消肿，适宜患有高血压、心脏病、肾炎水肿等病症的患者服食。

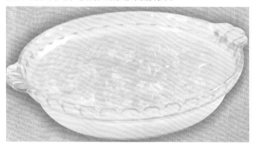

冬瓜丸子汤

材料：

冬瓜、猪肉各250g，鸡蛋1个，葱、姜、胡椒粉、香菜、淀粉各适量。

做法：

❶ 将冬瓜切片待用；葱、姜剁成末。

❷ 猪肉剁成泥，加葱末、姜末、搅散的鸡蛋、盐、鸡精、胡椒粉和淀粉，沿一个方向划圈搅拌，使其上劲。

❸ 锅内放水，水开后改小火，用小勺子将肉末做成小丸子，小心放入锅内。

❹ 待肉丸变色，下冬瓜片煮熟，撒上香菜末即可。

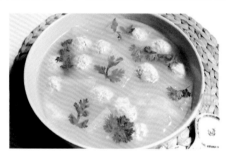

橙汁冬瓜球

材料：

冬瓜适量，橙汁1瓶，樱桃西红柿2枚。

做法：

❶ 用挖球勺将冬瓜制成冬瓜球备用。

❷ 锅内倒进橙汁烧开，放入冬瓜球。

❸ 冬瓜将煮透时，捞出摆盘。

❹ 锅内的橙汁加少许生粉勾芡后浇到冬瓜球上，最后用樱桃西红柿点缀即可。

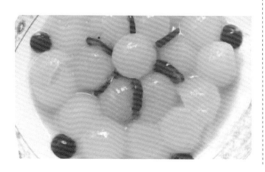

笋干冬瓜煲

材料：

千张结、笋干、熟五花肉、冬瓜、葱、蒜片、姜片、盐、食用油各适量。

做法：

❶ 锅中油烧热，放姜片、蒜片爆香，再下千张结翻炒。

❷ 加入熟五花肉炒匀，盛入砂锅内，加清水大火煮开，转小火炖煮5分钟，放入笋干和冬瓜煮2分钟，加盐调味即可。

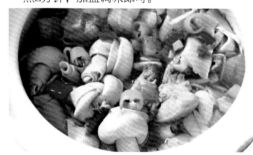

成熟期： 6~11月。
主产地： 安徽、浙江、湖南、四川。

茄瓜营养调查
（以100g为例）

蛋白质	1.9g
碳水化合物	21.2g
膳食纤维	3.5g
硒	3.34mg
铁	6.59mg

功效
强心补肾、利湿解毒、利水、通便、疏肝明目、生津止渴

高蛋白的人参果

　　茄瓜形状多似心脏形和椭圆形，成熟时果皮呈金黄色，有的带有紫色条纹，果肉多汁，具有高蛋白、低糖、低脂肪的特点，有"人参果"的美称。茄瓜有抗癌、抗衰老、降血压、降血糖、消炎、补钙、美容等功能，经常被加工成果汁、饮料、口服液、罐头、果脯等供人们食用。

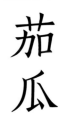

茄瓜

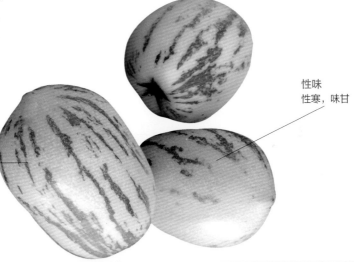

性味
性寒，味甘

营养翻番的食用法则

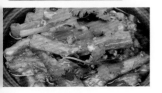

茄瓜炒肉片

材料：
茄瓜250g，猪肉100g，食用油、盐、酱油、味精、料酒、葱花、姜末各适量。

做法：
❶ 将茄瓜切片，猪肉切薄片。
❷ 油锅烧热下肉片煸炒，七八成熟时加入茄瓜片和盐、味精、料酒、酱油，炒熟装盘即可。

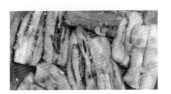

笼蒸茄瓜

材料：
茄瓜2个，食用油、盐、味精、猪肉馅各适量。

做法：
❶ 将茄瓜洗净，纵切至2/3处，让一部分果皮与果肉相连。
❷ 热锅放油，油至七成热时，下肉馅煸炒。
❸ 将熟肉馅与茄瓜、盐、味精拌匀，入蒸笼蒸熟，用刀将茄瓜竖切成条即可食用。

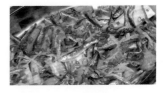

咸鱼茄瓜煲

材料：
茄瓜3个，咸鱼100g，蒜蓉、红椒、葱花、食用油各适量。

做法：
❶ 热锅下油，油至七成热时改小火，将咸鱼炸至香酥，捞出；茄瓜切条，备用。
❷ 继续放油烧至六七成热，加入蒜蓉、红椒、葱花炒香，投入茄瓜条炒几分钟，待炒熟后与咸鱼一起装盘即可。

苦瓜

味道虽苦，却好处多多

　　苦瓜外皮颜色有绿色、绿白色和浓绿色三种。苦瓜富含维生素C，既能预防坏血病，保护细胞膜，防止动脉粥样硬化，提高机体应激能力，保护心脏；又能提高细胞免疫力，抑制恶性肿瘤生长。苦瓜还能很好地降血糖。苦瓜有清热消暑、养血益气、补肾健脾、清肝明目等功效，可治疗痢疾、疮肿、中暑发热、痱子过多、结膜炎等疾病。

成熟期：4~9月。
主产地：福建、广东。

苦瓜营养调查（以100g为例）

热量	22kcal
膳食纤维	1.4g
维生素A	17μg
胡萝卜素	100μg
钙	14mg
磷	35mg
钾	256mg

功效
清热去火、清肝明目、补肾健脾、补气益精、利尿凉血

性味
性寒，味苦

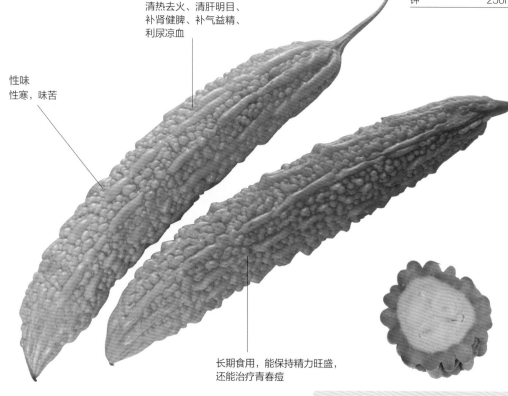

长期食用，能保持精力旺盛，还能治疗青春痘

膳食专家建议

1. 苦瓜适宜糖尿病、癌症、痱子患者食用。

2. 苦瓜性寒，脾胃虚寒者不宜食用。

3. 据动物实验，妊娠大鼠灌服苦瓜浆汁会引起子宫出血，并在数小时内死亡，因此，孕妇不宜吃苦瓜。

4. 苦瓜不宜过食，否则易导致恶心、呕吐等。

5. 空腹不宜食苦瓜。人在空腹状态之下血糖水平较低，此时吃苦瓜会使血糖更低，容易导致低血糖。

6. 苦瓜性寒味苦，因此，经期的女性应少吃苦瓜，以免影响经血的顺畅排出。

苦瓜烹饪小贴士

1. 用苦瓜拌凉菜应少用油，可将苦瓜切好后用开水略焯，冲凉后以生蒜末、醋、盐等调味。若担心食用生蒜末会导致口气重，可将蒜末在少量热油中稍爆后，再淋到苦瓜上。

2. 怕吃苦的人可以在切好苦瓜后拿盐腌一下，腌好后倒去水分，再焯烫一遍，可以大大减少苦味。

3. 烹饪苦瓜时，配料可根据自己的口味和食材的多少自行调配。

养生有方

小贴士

苦瓜减肥法需每日吃最少2~3根苦瓜，且要坚持。但减肥应该以身体健康为原则，要注意补充必需的营养物质，单纯吃苦瓜并不能给身体提供必需的营养。

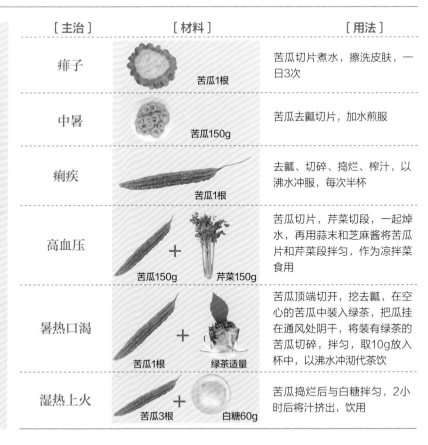

[主治]	[材料]	[用法]
痱子	苦瓜1根	苦瓜切片煮水，擦洗皮肤，一日3次
中暑	苦瓜150g	苦瓜去瓤切片，加水煎服
痢疾	苦瓜1根	去瓤、切碎、捣烂、榨汁，以沸水冲服，每次半杯
高血压	苦瓜150g + 芹菜150g	苦瓜切片，芹菜切段，一起焯水，再用蒜末和芝麻酱将苦瓜片和芹菜段拌匀，作为凉拌菜食用
暑热口渴	苦瓜1根 + 绿茶适量	苦瓜顶端切开，挖去瓤，在空心的苦瓜中装入绿茶，把瓜挂在通风处阴干，将装有绿茶的苦瓜切碎，拌匀，取10g放入杯中，以沸水冲泡代茶饮
湿热上火	苦瓜3根 + 白糖60g	苦瓜捣烂后与白糖拌匀，2小时后将汁挤出，饮用

苦瓜妙用之苦瓜粉

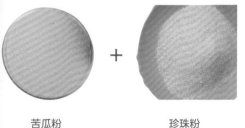

苦瓜粉　　　　　　珍珠粉

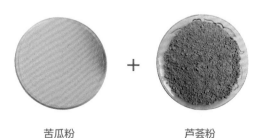

苦瓜粉　　　　　　芦荟粉

瓜类蔬菜

美白保湿面膜

材料：

苦瓜粉2匙，珍珠粉适量。

用法：

将苦瓜粉、珍珠粉放入面膜碗中，加适量温水搅拌成糊状，敷在面部，15～20分钟后用温水洗净，每周2~3次。

排毒降脂

材料： 芦荟粉、苦瓜粉各10g。

做法： 将芦荟粉和苦瓜粉混合，用250ml的温开水泡开即可。

服用方法： 1次5g，一日3次，用温开水冲服，也可根据个人口味添加酸奶或果汁。

效果： 芦荟粉排毒，苦瓜粉降血脂，二者搭配效果更佳。

① 保健功能

苦瓜有清暑祛热、明目解毒等功效，对热病烦渴、中暑、痢疾、目赤、痈肿丹毒、恶疮等有食疗作用。此外，苦瓜还能够预防和改善糖尿病的并发症，具有调节血脂并提高免疫力的功效。

② 瘦身功能

1根苦瓜里含有0.4%的减肥特效成分——高能清脂素，通过改变肠细胞网孔，阻止脂肪、多糖等高热量大分子物质的吸收，从而达到减肥轻身的效果。

③ 药用功能

在人体中能起到类似胰岛素的作用，还能防癌抗癌。

营养翻番的食用法则

苦瓜酿肉

材料：

苦瓜1根，猪肉馅300g，胡萝卜50g，姜、香油、调味料适量。

做法：

① 将苦瓜洗净，切成2cm厚圈状，去瓤；胡萝卜和姜去皮，切末。这些末一起放入碗中，加绞肉及调味料搅拌均匀，填入苦瓜内，盛在盘中。

② 锅中倒入适量香油烧热，爆香姜末，加入适量水煮滚，淋在苦瓜上，再连盘放进蒸锅蒸15分钟即可。

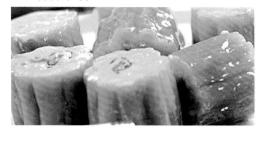

干煸苦瓜

材料：

猪肉末、苦瓜、植物油、盐、味精各适量。

做法：

① 将苦瓜切片，入沸水中焯至变色。

② 热锅放油，油至七成热时，倒入猪肉末炒散，再倒入苦瓜片翻炒。

③ 苦瓜炒熟后，倒入适量盐、味精炒1分钟即可。

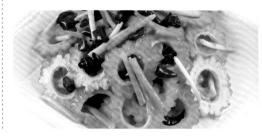

鸡肉苦瓜煲

材料：

苦瓜500g，鸡胸脯肉200g，海米50g，姜末5g，鸡蛋1个，盐2g，酱油4g，黄酒10g，白糖6g，味精3g，胡椒粉、鸡汤、干淀粉、萝卜花、香菜、食用油各适量。

做法：

① 将苦瓜去瓤，切成中空长段；鸡胸脯肉去筋后剁成鸡肉末；海米用温水泡软，切末。

② 将鸡肉末、海米末、姜末放在碗中，打入鸡蛋，加入盐、黄酒、味精、干淀粉、少许水拌匀成馅；苦瓜段内撒一些干淀粉，把鸡肉馅放在苦瓜段内，两端用鸡蛋液粘牢。

③ 热锅放油，油至七成热时，放入苦瓜段，煎至两端变黄，加入黄酒、酱油、白糖、味精、鸡汤烧开，转小火焖烧至瓜酥馅熟，再撒上胡椒粉，用萝卜花、香菜点缀即可。

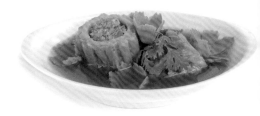

苦瓜炒腊肉

材料:

苦瓜300g,腊肉150g,食用油、姜丝、蒜末、辣椒、料酒、高汤、胡椒粉、盐、味精、水淀粉各适量。

做法:

❶ 将腊肉切片,用温水浸泡15分钟;苦瓜切片。

❷ 热锅放油,油至七成热时放入姜丝、蒜末、辣椒炒香,再放腊肉翻炒均匀。

❸ 加少许料酒,下入苦瓜片、高汤、胡椒粉、盐与味精,炒至只剩少许汤汁,用水淀粉勾芡即可。

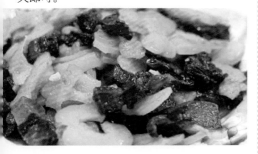

苦瓜酿虾仁

材料:

苦瓜750g,虾仁500g,鸡蛋1个,蒜瓣少许,面粉、水淀粉、盐、食用油各适量。

做法:

❶ 将苦瓜去瓤,切成空心段,焯去苦味后沥干;虾仁与鸡蛋、面粉、水淀粉、盐调匀。

❷ 将调好的虾仁塞入苦瓜段中,再用水淀粉将苦瓜段的两端封住。

❸ 热锅放油,油至六成热时,放蒜瓣炸一下捞出,再将苦瓜放入,待苦瓜表面炸至变色捞出,竖放在盘内,淋上蒜汁入笼蒸熟即可。

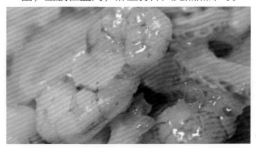

排骨鱼头苦瓜汤

材料:

大鱼头1个,苦瓜500g,排骨600g,泡发黄豆50g,咸菜500g,食用油、盐各适量。

做法:

❶ 将鱼头洗净沥干,入热油锅中煎至两面微黄;排骨入沸水中焯一下;咸菜切块,用淡盐水泡10分钟。

❷ 锅中放适量清水烧沸,放入所有材料,大火煮20分钟,再转小火煮2小时,加盐调味即可趁热食用。

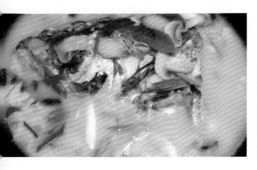

苦瓜炒蛋

材料:

苦瓜1根,鸡蛋2个,盐、食用油、鸡精各适量。

做法:

❶ 将苦瓜去瓤切薄片,用少许盐调匀,腌制10分钟后冲洗。

❷ 将苦瓜片放入沸水中焯至苦瓜变色,再放入凉水中浸一下,沥干。

❸ 鸡蛋打在碗中,在蛋液中加少许盐,搅匀。

❹ 热锅放油,油至七成热时放苦瓜炒熟,再将搅好的蛋液倒入锅中翻炒均匀即可。

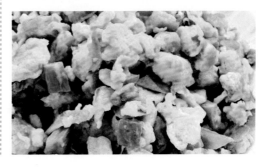

蛇瓜

闻着腥臭，吃来香甜

　　蛇瓜含有丰富的碳水化合物、维生素和矿物质，肉质松软，有一种轻微的腥臭味，但是煮熟以后则变为香味，微甘甜。蛇瓜以嫩果实为蔬，其嫩叶和嫩茎也可以食用，有降低血压、润肺、通肠的作用。

成熟期：6~9月。
主产地：广东、浙江、山东、湖北。

蛇瓜营养调查
（以100g为例）

热量	19kcal
蛋白质	1.5g
碳水化合物	3.9g
膳食纤维	2g
维生素A	3μg
胡萝卜素	20μg
钾	763mg
钙	191mg

性味
性寒，味甘、苦

功效
利尿降压、清热化痰、润肺、滑肠

您选哪一种？

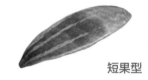

短果型

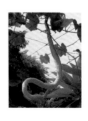

长果型

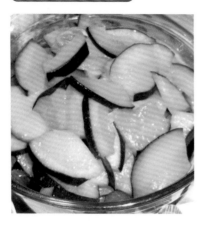

营养翻番的食用法则

蜜蛇瓜

材料：
蛇瓜300g，红葱头15g，青辣椒5g，红辣椒5g，蒜5g，白醋150ml，白糖180g，盐10g。

做法：

❶ 将蛇瓜切片，红葱头切丝，青辣椒切丝，红辣椒切丝，蒜切片。

❷ 白糖、白醋、盐放入锅中煮沸，晾凉，即成醋蜜汁。

❸ 蛇瓜入沸水中微焯，并与青辣椒丝、红辣椒丝、蒜片和红葱头丝一起泡入醋蜜汁中，再放入冰箱中冰透入味即可。

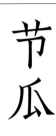

节瓜

成熟期： 6~11月。
主产地： 海南、广东。

节瓜营养调查
（以100g为例）

热量	15kcal
蛋白质	0.6g
膳食纤维	1.2g
钾	40mg
钙	4mg

口感鲜嫩的小冬瓜

　　节瓜是我国特产蔬菜之一，嫩瓜肉质柔滑清淡。老瓜和嫩瓜均可食用，但嫩瓜口感更佳。节瓜含钠量和脂肪量都较低，常吃可起到减肥作用。节瓜还具有清热、消暑、解毒、利尿、消肿等功效，对肾病、浮肿、糖尿病也有一定的辅助治疗作用。

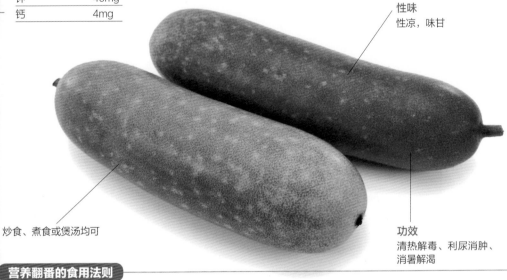

性味
性凉，味甘

炒食、煮食或煲汤均可

功效
清热解毒、利尿消肿、消暑解渴

营养翻番的食用法则

节瓜花蛤汤

材料：
嫩节瓜3个，花蛤500g，植物油、盐、味精、胡椒粉各适量。

做法：
❶ 将节瓜刮皮，切长方块。
❷ 烧热炒锅，用油、盐略炒节瓜，注入清水煮约半小时。
❸ 另取一锅，放8碗水，将花蛤微焯一下，取出蛤肉洗净，放入锅中共煮15分钟，再放调料即可。

拌节瓜

材料：
节瓜400g，玉米粒100g，枸杞子、水淀粉、植物油、盐、味精、上汤各适量。

做法：
❶ 将节瓜去皮，切片。
❷ 用盐、味精和上汤将节瓜拌好，上蒸锅蒸15分钟。
❸ 热锅放少量油，油至六成热时放玉米粒翻炒，再加少许水和枸杞子，勾芡后浇在节瓜片上即可。

瓜类蔬菜

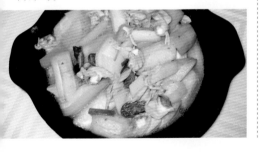

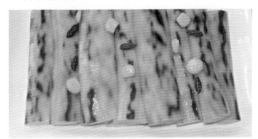

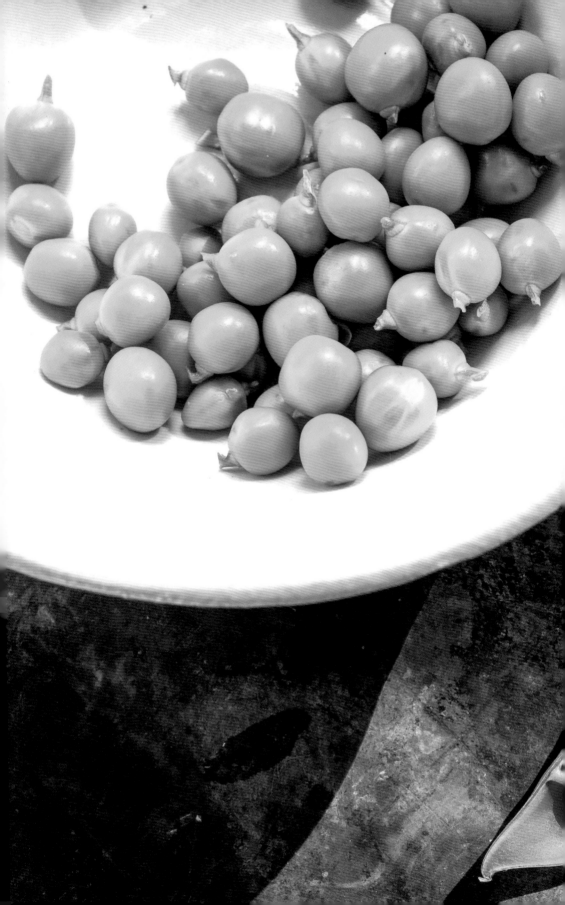

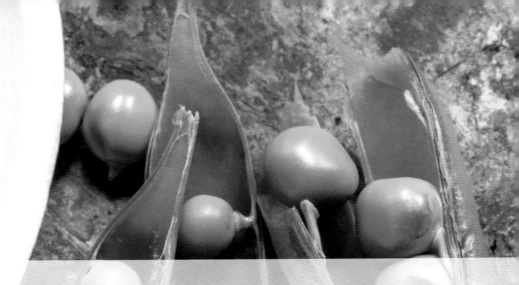

第六章

豆类蔬菜和
芽苗类蔬菜

　　豆类蔬菜主要有豇豆、菜用大豆、扁豆、蚕豆、多花菜豆、四棱豆及刀豆等,是我国最主要的蔬菜作物。芽苗类蔬菜是经人工培养生芽或苗的豆类蔬菜,因其与豆类截然不同的口感赢得了人们的喜爱。本章详细介绍豇豆、毛豆、豌豆、蚕豆、红豆、黑豆、扁豆、绿豆芽、黄豆芽和豆苗等10种蔬菜,并在小结处用精美的插图和细致的步骤介绍在家中如何让豆类发出豆芽的方法,简单又易于操作。

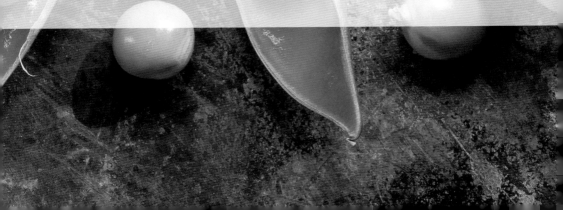

蚕豆

春蚕上蔟之时成熟的营养青豆

蚕豆起源于西南亚和北非，相传由西汉张骞自西域引入中国。蚕豆营养价值丰富，含有大量蛋白质，还含有大量磷、钾、铁、锌等矿物质，而且氨基酸种类较为齐全，赖氨酸含量尤其丰富。蚕豆可直接食用，也可制成酱、酱油、粉丝、粉皮和作为蔬菜日常食用。

成熟期：5~7月。
主产地：四川、云南、江苏。

蚕豆营养调查
（以100g为例）

热量	338kcal
蛋白质	21.6g
碳水化合物	61.5g
钾	1117mg
磷	418mg
铁	8.2mg
锌	3.42mg

性味
性平，味甘

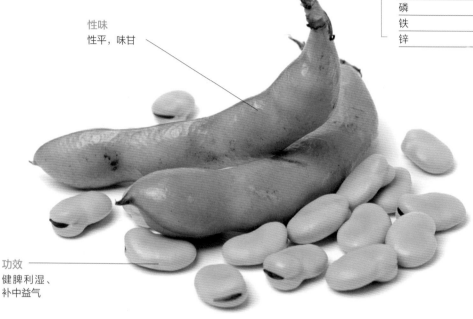

功效
健脾利湿、
补中益气

膳食专家建议

1. 一般人群均可食用。老人、考试期间的学生、脑力工作者宜多食，高胆固醇者、便秘者也可以多食。
2. 中焦虚寒者不宜食用；蚕豆过敏者忌食；不可生吃，应将生蚕豆多次浸泡且焯水后再进行烹制；不宜与田螺同食。

蔬菜存放面面观

较好的储存方法是将蚕豆晒干后，用谷糠拌和，密闭低温储藏。这种方法使蚕豆相对处在干燥、低温、黑暗和隔离外部空气的环境，能防止豆粒变色和抑制虫害发生。

营养翻番的食用法则

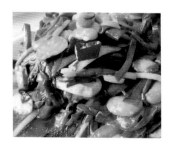

蚕豆炒韭菜

材料：
蚕豆100g，韭菜150g，尖椒、姜末、白糖、盐、料酒、葱、蒜、香油各适量。

做法：
❶ 将蚕豆去壳，韭菜切段。
❷ 锅中加油3大匙，放入姜末爆香，将蚕豆放入锅中，再加适量水炒至熟软。
❸ 加入韭菜、尖椒及其余调料拌炒片刻即成。

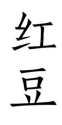

成熟期：9~10月。
主产地：广西、广东。

红豆营养调查
（以100g为例）

热量	324kcal
蛋白质	20.2g
碳水化合物	63.4g
脂肪	0.6g
膳食纤维	7.7g
维生素E	14.36mg
钾	860mg

药用价值极高的赤豆

　　红豆也称赤豆，原产地在东亚地区，主要成分是碳水化合物与蛋白质，还富含B族维生素、钾和膳食纤维。红豆具有消肿、解毒排脓、清热祛湿、健脾止泻的功效，长期食用，对心脏病、肾性水肿、肝硬化腹水、脚气、疮毒等疾病有很好的辅助食疗效果。

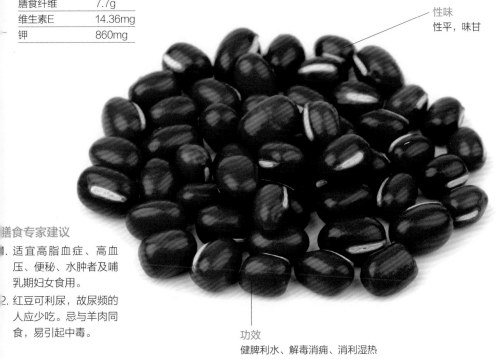

性味
性平，味甘

功效
健脾利水、解毒消痈、消利湿热

膳食专家建议

1. 适宜高脂血症、高血压、便秘、水肿者及哺乳期妇女食用。
2. 红豆可利尿，故尿频的人应少吃。忌与羊肉同食，易引起中毒。

养生有方

小贴士

　　煮红豆最好用砂锅，但用高压锅比较快，最好煮成豆沙，砂锅煮2个半小时，高压锅煮10分钟就可食用。

[主治]	[材料]			[用法]
乳汁不通	红豆25g	+ 粳米适量		煮粥食用，连服3~4天
水肿、烦渴	红豆30g	+ 冬瓜50g		冬瓜切丁。先将红豆下入锅中煮沸，加冬瓜和冰糖同煮
糖尿病、中风后遗症、血尿	红豆适量	+ 绿豆适量	+ 黑豆适量	煮熟晒干，与甘草一同研末，冲服

豆类蔬菜和芽苗类蔬菜

豇豆

普遍栽培的营养豆角

豇豆原产于亚洲东南部，我国自古就有栽培，南、北方种植普遍。豇豆分为普通豇豆、长豇豆和饭豇豆三种。嫩荚可炒食、凉拌、泡食或腌渍晒干，种子可代粮和做馅料，营养丰富。豇豆还有很高的药用价值，可用于脾胃虚弱、泻痢、吐逆、消渴、遗精、白带异常、白浊、小便频繁等症的辅助治疗。

成熟期：6~9月。
主产地：河南、山西、陕西。

豇豆营养调查（以100g为例）

热量	33kcal
蛋白质	2.9g
脂肪	0.3g
碳水化合物	5.9g
膳食纤维	2.3g
维生素A	42μg
胡萝卜素	250μg

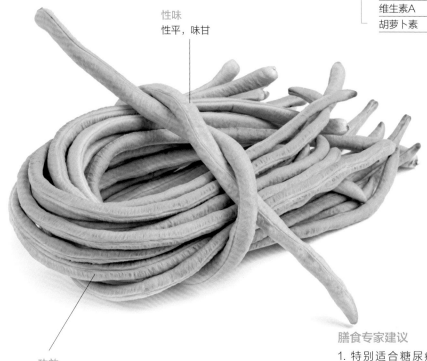

性味
性平，味甘

功效
健脾利湿、补肾涩精

膳食专家建议

1. 特别适合糖尿病、肾虚、尿频、遗精及一些妇科功能性疾病患者长期食用。
2. 气滞便结者应慎食豇豆。

养生有方

小贴士

一般人群均可食用豇豆，在烹饪豇豆时一定要使其熟透或热透，否则易导致腹泻、中毒。

[主治]	[菜图]	[材料及做法]
糖尿病		干豇豆100g，水煎服汤
妇女白带异常、白浊	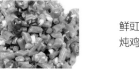	鲜豇豆、空心菜各200克，炖鸡

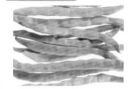

普通豇豆

荚长20~25cm，鲜荚嫩，成熟坚硬，扁圆形。种子部位膨胀不明显，鲜荚可做菜，种粒可代粮。

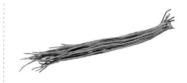

长豇豆

豆荚长30cm以上，荚壁纤维少，种子部位较膨胀而质柔嫩，专作蔬菜栽培，宜用于煮食或加工用。

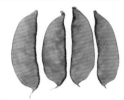

饭豇豆

又称眉豆、刀豆，呈扁椭圆形或扁卵圆形，长8~13cm，宽6~9cm，表面淡黄白色或淡黄色，平滑，略有光泽。

豇豆存放面面观

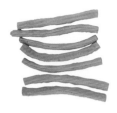

1. 先把新鲜的豇豆洗净，切成10cm左右的段。

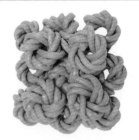

2. 将豇豆段在开水里焯一下，捞起控干水分（也可以整根焯，再编成结）。

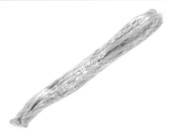

3. 等豇豆冷却后装入保鲜袋，挤掉空气，扎好，再放入冰箱冷冻室保存。

营养翻番的食用法则

凉拌豇豆

材料：

长豇豆300g，蒜5瓣，盐、醋、鸡精、香油各适量。

做法：

❶ 清洗长豇豆，切去两头，切成5~8cm。

❷ 炒锅注水加热至沸腾，加入油、盐（这样余出的豇豆既有味又绿），下豇豆余至七成熟，捞出用凉水过凉。

❸ 将蒜剁成细末装碗，加入盐、鸡精、醋、香油调匀，浇到豇豆上即成。

干煸豇豆

材料：

豇豆300g，猪肉馅100g，葱、姜、植物油、豆瓣酱、料酒、酱油、盐、白糖、鸡精各适量。

做法：

❶ 将豇豆去筋洗净切段；葱、姜切末。

❷ 锅内倒油，待油烧热时放入猪肉馅煸炒，加入豆瓣酱，煸炒到猪肉馅中基本没有水分，再放入料酒、酱油、葱末、姜末、白糖和盐炒匀。

❸ 继续加入豇豆段翻炒，待豇豆煸干时加入鸡精，翻炒均匀即可。

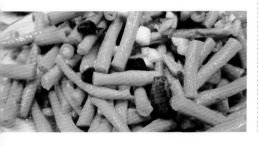

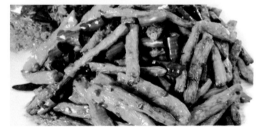

豆类蔬菜和芽苗类蔬菜

黑豆

营养丰富的"黑色黄金"

　　黑豆是大豆的一种，比黄豆更具营养价值。黑豆的外皮一般都是黑色，含有花青素，是一种很好的抗氧化剂，能够消除体内自由基，起到抗氧化、增强活力的作用。黑豆含有丰富的脂肪酸，其中亚油酸的含量比较高。吃黑豆可以补充脂肪酸，促进人体胆固醇的代谢，清理血管。黑豆还可以促进肠道蠕动，排除体内毒素，改善便秘。

成熟期: 9~10月。
主产地: 吉林、辽宁、河南。

黑豆营养调查
（以100g为例）

热量	401kcal
蛋白质	36g
碳水化合物	33.6g
脂肪	15.9g
膳食纤维	10.2g
磷	500mg
钾	1377mg

性味
性平，味甘

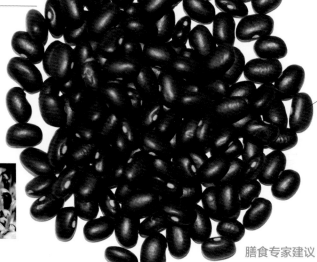

功效
活血利水、祛风解毒、益精明目、补肾滋阴、健脾利湿

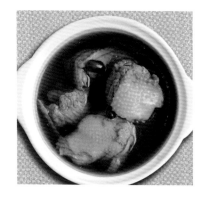

黑豆苗
含有丰富的膳食纤维，不仅能润肠，促进排毒，又能刺激肠胃蠕动，帮助消化。

膳食专家建议
1. 儿童及肠胃功能不良者不宜多吃。
2. 消化不良、气管炎、尿毒症和疔疮患者忌食黑豆。
3. 黑豆忌与蓖麻子、厚朴同食。

营养翻番的食用法则

巴戟天黑豆鸡汤

材料:
巴戟天15g，黑豆100g，胡椒粒15g，鸡腿1只，盐1小匙。

做法:
❶ 将鸡腿洗净剁块，放入沸水中汆烫，去除血水。
❷ 黑豆淘洗干净，与鸡腿、巴戟天、胡椒粒一起放入锅中，加水至盖过所有材料。
❸ 用大火煮开，再转成小火继续炖煮约40分钟，快煮熟时加盐调味即成。

成熟期: 7月~10月。
主产地: 云南、江西、湖北、黑龙江、辽宁。

扁豆营养调查
（以100g为例）

热量	339kcal
蛋白质	25.3g
碳水化合物	61.9g
膳食纤维	6.5g
钙	137mg
磷	218mg
钾	439mg

补脾而不滋腻，除湿而不燥烈

扁豆是人们常吃的一种蔬菜，有健脾化湿的功效，可以用于治疗脾胃虚弱、饮食减少、便溏腹泻等症状。扁豆浑身都可入药，扁豆衣（即扁豆的种皮）性味、功用都与扁豆相似；扁豆花则有化湿解暑的功效。此外，扁豆富含蛋白质、膳食纤维、钙、磷、铁、钾等营养物质，非常适宜作为日常菜品。

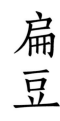

扁豆

功效
健脾和胃、温中益气、消暑化湿

性味
性微温，味甘

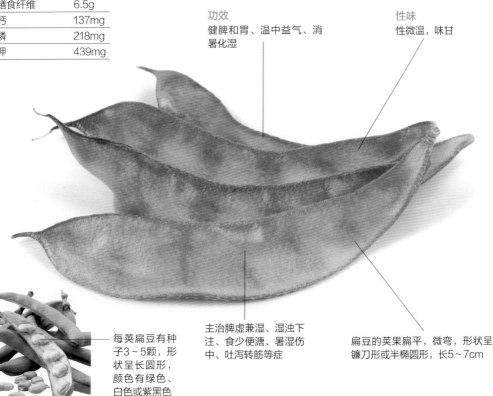

每荚扁豆有种子3~5颗，形状呈长圆形，颜色有绿色、白色或紫黑色

主治脾虚兼湿、湿浊下注、食少便溏、暑湿伤中、吐泻转筋等症

扁豆的荚果扁平，微弯，形状呈镰刀形或半椭圆形，长5~7cm

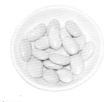

您选哪一种?

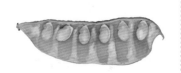

白扁豆
嫩荚浅绿白色，背、腹线呈细锯齿状，荚长约10cm，每荚有种子3~5粒，椭圆形，白色。

宽扁豆
荚宽扁，耳朵状，长7~9cm，宽3~4cm，绿白色，种子扁圆形，紫褐色。

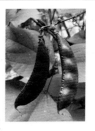

紫扁豆
嫩荚紫红色，长10cm，宽3.5cm。种子扁圆形，种皮黑紫红色，籽粒较大。

豆类蔬菜和芽苗类蔬菜

133

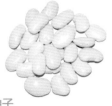

白色种子

白色的豆是入药首选，有抗癌作用，还有健脾、益气、化湿、消暑的功效。

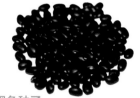

黑色种子

古人称黑色的豆为鹊豆，这种豆只供食用。

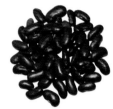

红褐色种子

红褐色的豆也可入药，制成的成药可以清肝、消炎，治疗眼生翳膜等症。广西民间称之为红雪豆。

养生有方

小贴士

扁豆中含有毒蛋白、血球凝集素及能引发溶血症的皂素，在烹饪时一定要煮熟以后再食用，否则会导致食物中毒。

[主治]	[材料]	[用法]
呕吐	扁豆50g	晒干研末，每次10g，米汤送服
中暑	扁豆叶适量	捣汁，冲开水服
小便不利	扁豆30g ＋ 香薷10根	加水煎汤，分2次服

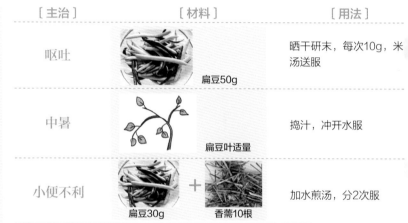

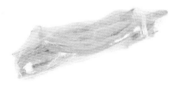

扁豆的治病原理

扁豆的主要成分是碳水化合物和蛋白质，它的种皮还含有丰富的膳食纤维，具有消除便秘、预防癌症的功效。此外，扁豆含磷、钙、维生素B_1、维生素B_2和烟酸、泛酸等成分，对体倦乏力、暑湿为患、脾胃不和、妇女脾虚带下等症有一定的食疗作用。

扁豆中含有一种蛋白质类物质——血球凝集素，对肿瘤有一定的辅助疗效。

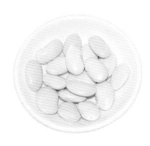

白扁豆

白扁豆是扁豆干燥成熟的种子，具有健脾化湿、利尿消肿、清肝明目的功效。暑热湿重的长夏雨季，更成为家庭餐桌上常见的食材。此外，白扁豆营养价值也较高，矿物质和维生素含量高，味道鲜嫩可口。

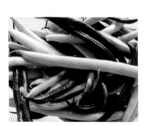

挑选扁豆小窍门

挑选扁豆，要选厚实的、豆大的、硬实的，且掰开时横断面可见荚果壁充实，豆粒与荚壁间没有空隙，撕扯时两边筋丝很少，这样的扁豆口感较好。

蔬菜存放面面观

将扁豆装入保鲜袋，挤掉空气，扎好，再放入冰箱冷冻室保存。

扁豆炒豆干

材料：

扁豆300g，豆干300g，食用油、黄豆、百合、红辣椒、盐、酱油各适量。

做法：

❶ 将豆干洗净切长薄片，放入油锅炸1分钟，捞出控油。

❷ 黄豆泡发，煮熟；百合焯一下，捞出沥干；红辣椒切段。

❸ 起锅热油，爆香花椒，加入扁豆炒至五成熟，加入盐、酱油、黄豆、百合炒熟，最后放入豆干、红辣椒翻炒入味即可。

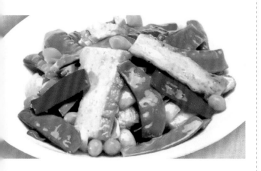

桃酥豆泥

材料：

白扁豆150g，黑芝麻10g，核桃仁5g，白糖120g，猪油150g。

做法：

❶ 将扁豆洗净，沸水煮后挤去外皮，加清水（淹没扁豆）蒸约2小时，待蒸至熟烂，取出捣泥。

❷ 将黑芝麻炒香，研细待用。

❸ 在锅中放入猪油，油热时倒入扁豆泥翻炒至水分将尽，放入白糖、黑芝麻、核桃仁，混合炒匀即可。

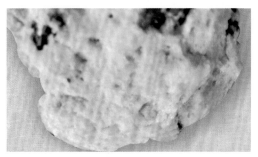

白扁豆粥

材料：

粳米100g，白扁豆120g，冰糖10g。

做法：

❶ 将粳米用冷水浸泡半小时，捞出，沥干。

❷ 在锅里加入约1500ml冷开水，放入粳米，先用大火煮沸，再下白扁豆，改用小火熬煮成粥。

❸ 粥内加入冰糖，搅拌均匀，稍焖片刻，待冰糖溶化即可盛起食用。

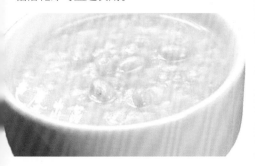

多味扁豆

材料：

扁豆350g，蒜5瓣，香油、辣椒油、酱油、芝麻酱、醋、盐、白糖、鸡精各适量。

做法：

❶ 将扁豆切丝，在沸水中焯熟，蒜切末待用。

❷ 扁豆丝捞出入冷水中浸泡。

❸ 加入芝麻酱、酱油、蒜末、辣椒油、盐、白糖、鸡精、醋、香油拌匀，装盘即可。

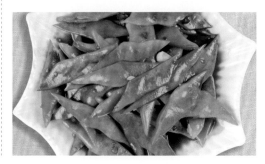

豆类蔬菜和芽苗类蔬菜

毛豆

清凉解暑的夏日美味小食

毛豆是大豆作物中专门鲜食嫩荚的蔬菜用大豆，老熟后就是我们熟悉的黄豆。因其豆荚上有细毛，故名毛豆。毛豆起源于我国，在我国栽培历史悠久。它的脂肪含量高，多以不饱和脂肪酸为主，含有丰富的膳食纤维及多种矿物质，具有很高的营养价值和食疗保健作用。

成熟期：3~9月。
主产地：福建、东北三省。

毛豆营养调查（以100g为例）

热量	131kcal
蛋白质	13.1g
脂肪	5g
碳水化合物	10.5g
膳食纤维	4g

功效
补脾健胃、消暑润燥、
利水通便、清热解毒

性味
性平，味甘

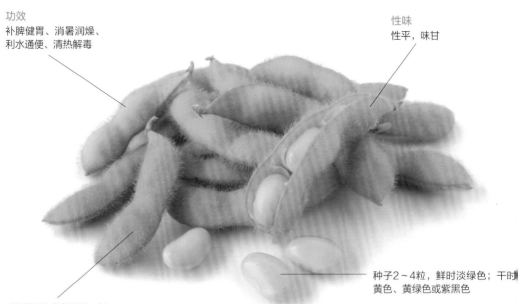

种子2~4粒，鲜时淡绿色；干时黄色、黄绿色或紫黑色

荚果矩形或扁平形，长5~6cm，荚上密生细长硬毛

膳食专家建议

1. 幼儿、尿毒症患者忌食，对黄豆过敏者不宜多食。
2. 一定要将毛豆煮熟或炒熟后再吃，否则其中所含的植物化学物质会影响人体健康。

营养翻番的食用法则

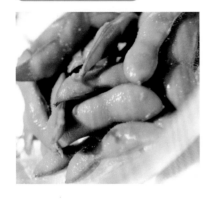

水煮毛豆

材料：
毛豆、花椒、八角、姜片、盐各适量。

做法：

❶ 将毛豆清洗干净，剪掉两角（便于入味），在盐水中浸泡1小时。
❷ 水中加入花椒、八角、姜片和盐，烧开水后煮5分钟。
❸ 加入泡好的毛豆开着锅盖煮，沸后3分钟即可关火，浸泡至凉后再吃。

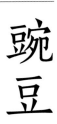

豌豆

成熟期：5~7月。
主产地：河南、四川、江苏、青海。

豌豆营养调查
（以100g为例）

热量	334kcal
蛋白质	20.3g
脂肪	1.1g
碳水化合物	65.8g
膳食纤维	10.4g
维生素A	21μg
胡萝卜素	250μg

菜药两用，老嫩皆可食

　　豌豆在我国已有2000多年的栽培历史，其营养价值和药用价值都很高。豌豆富含人体所需的多种营养物质，尤其是优质蛋白质，能提高机体的抗病能力和康复能力。豌豆荚和豆苗嫩叶富含维生素C和能分解体内亚硝胺的酶，可以分解亚硝胺，具有抗癌防癌的作用。此外，豌豆与一般蔬菜有所不同，含有止杈酸、赤霉素和植物凝集素等物质，具有抗菌消炎、增强新陈代谢的作用。

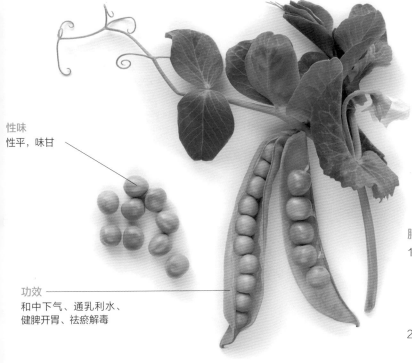

性味
性平，味甘

功效
和中下气、通乳利水、健脾开胃、祛瘀解毒

膳食专家建议

1. 一般人群均可食用，尤其适合糖尿病患者、腹胀者、下肢浮肿者、产后乳汁不下的妇女食用。

2. 消化不良、脾胃虚弱者应忌食，肾功能不全者不宜食用。

豆类蔬菜和芽苗类蔬菜

营养翻番的食用法则

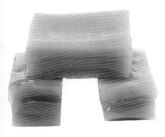

豌豆黄

材料
豌豆300g，白糖适量。

做法：
❶ 将豌豆去皮，用凉水泡3遍。
❷ 铜锅烧水，放入去皮的豌豆，加碱，将豌豆煮成粥状。
❸ 豌豆粥用纱布过滤，将滤过以后的豌豆粥再放入干净的锅中，依个人口味加适量白糖，中火炒30分钟。
❹ 起锅后的豆泥倒入白铁模具内，盖上光滑的薄纸，晾凉后即成。

豆苗

豌豆生芽，清热又养颜

豆苗俗称豌豆藤，是豌豆的嫩茎和嫩叶，颜色鲜明，质地柔软，富含钙质、B族维生素、胡萝卜素。豆苗性寒，是燥热季节的清凉食品，有助于清除体内积热，有利尿、止泻、消肿、止痛和助消化等作用。此外，豆苗能帮助修复晒伤的肌肤，使肌肤清爽不油腻。

豆苗营养调查（以100g为例）

热量	38kcal
蛋白质	4g
脂肪	0.8g
碳水化合物	4.6g
膳食纤维	1.9g
维生素A	445μg
胡萝卜素	2667μg

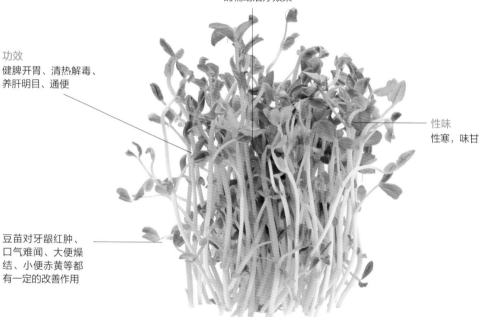

豆苗与猪肉同食对预防糖尿病有很好的辅助治疗效果

功效
健脾开胃、清热解毒、养肝明目、通便

性味
性寒，味甘

豆苗对牙龈红肿、口气难闻、大便燥结、小便赤黄等都有一定的改善作用

豆苗的家庭培育法

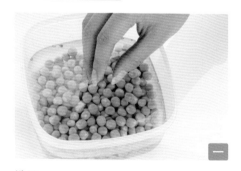

一

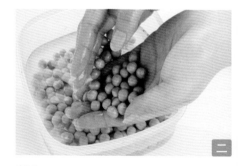

二

选豆

将豌豆种子用清水洗净，洗时要将漂浮的豆子全部去除，这些是未成熟或已经变坏的豆子，它们的发芽率极低。选择无霉烂、无虫蛀、无杂质、豆粒饱满、大小匀称、纯度和净度高的豆子。

漂洗

先将豆子用20～30℃的水淘洗2～3遍，用手轻轻揉搓去种豆表皮的黏液，尽量不要损伤种豆表皮。漂洗到种豆不黏滑、水无白色黏沫为止。

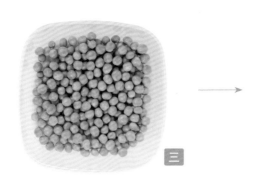

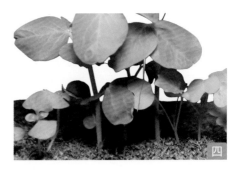

烫豆和泡豆

将洗好的豌豆种子用55℃的温水烫15分钟，然后用相当于豌豆重量2~3倍的25~28℃水泡豆，直到种豆充分吸水膨胀。

催芽

在育苗盘中，铺一层厚约5cm的干净沙子，将已泡开的豆子均匀铺一层在沙子上，不能过多，否则容易坏。豆子上再均匀覆盖一层厚约1cm的干净沙子，再用湿布盖好。

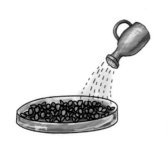

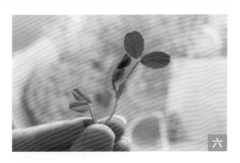

喷水

每天用喷花壶喷水2~3次，水温应控制在18~25℃。每次喷水时将育苗盘的上下、前后、左右位置进行调换，要及时把腐豆和有黏浆的种豆用镊子取出扔掉。

采摘

数天后豆苗就会拱出来。豆子发芽以后生长很快，因此要及时采收。在清水中将沙子洗去即可。

豆苗海带炒鸡丝

材料：

豆苗300g，海带丝100g，鸡胸肉100g，植物油、红椒、葱、姜、盐、鸡精、胡椒粉、绍酒、水淀粉、蛋清各适量。

做法：

❶ 将鸡胸肉洗净切丝，加调料腌制。

❷ 锅中烧开水焯豆苗去豆腥味捞出，海带丝焯熟捞出待用。

❸ 锅中放油将鸡丝放入炒散，放入葱、姜、红椒丝翻炒均匀，加入海带丝，加盐、鸡精调味，撒入豆苗略炒即可出锅。

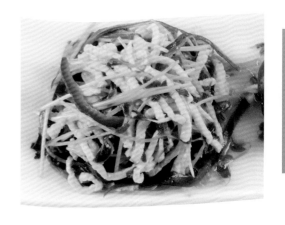

豆类蔬菜和芽苗类蔬菜

绿豆芽

绿豆生发的营养芽苗菜

　　绿豆芽，即绿豆的芽。绿豆在发芽的过程中，维生素C会大量增加，部分蛋白质也会分解为各种人体所需的氨基酸，可达到绿豆原含量的七倍，因此，绿豆芽的营养价值比绿豆更高。绿豆芽不仅能用于湿热瘀滞、热病烦渴、大便秘结、口鼻生疮、目赤肿痛等病，还能降血脂和软化血管。

绿豆芽营养调查（以100g为例）

热量	19kcal
蛋白质	2.1g
脂肪	0.1g
碳水化合物	2.9g
膳食纤维	0.8g
维生素A	3μg
胡萝卜素	20μg

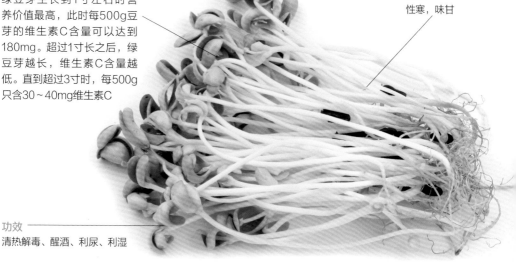

绿豆芽生长到1寸左右时营养价值最高，此时每500g豆芽的维生素C含量可以达到180mg。超过1寸长之后，绿豆芽越长，维生素C含量越低。直到超过3寸时，每500g只含30~40mg维生素C

性味
性寒，味甘

功效
清热解毒、醒酒、利尿、利湿

蔬菜存放面面观

　　每日用清水淋1~2次，绿豆芽不会坏，还可以继续生长。不要见光，否则就变成豆苗了。用明矾水泡一下，能延长保鲜时间。

膳食专家建议

1. 绿豆芽性寒，在烹调时配一点姜丝可中和它的寒性，十分适合夏季食用。
2. 烹调绿豆芽时，油盐不宜太多，要尽量保持它清淡爽口的特性，芽菜下锅后要迅速翻炒，适当加些醋即可。
3. 由于绿豆芽纤维较粗，不易消化，因此，脾胃虚寒之人不宜多食。

营养翻番的食用法则

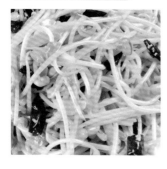

香辣绿豆芽

材料：
绿豆芽300g，干红辣椒丝、香菜段、花椒、葱丝、醋、盐、酱油、鸡精、香油各适量。

做法：
❶ 将绿豆芽下沸水中焯烫片刻捞出，沥净水分。

❷ 炒锅上火烧热，加少许底油，下入花椒炸出香味，捞扔掉，放葱丝炝锅，再放入少许醋。

❸ 下入绿豆芽、干红辣椒丝煸炒片刻，加盐、酱油、鸡精翻炒均匀，淋香油，撒香菜段，出锅装盘即可。

黄豆芽

黄豆芽营养调查
（以100g为例）

热量	47kcal
蛋白质	4.5g
脂肪	1.6g
碳水化合物	4.5g
膳食纤维	1.5g
维生素A	5μg
胡萝卜素	30μg

生于黄豆，营养更胜黄豆

黄豆芽是一种营养丰富、味道鲜美的蔬菜，富含蛋白质和维生素。豆芽中所含的维生素E能保护皮肤和毛细血管，防止动脉硬化，防治老年高血压。黄豆芽含有维生素C，是美容食品。黄豆在发芽过程中，使人胀气的物质被分解，某些营养物质也更容易被吸收。

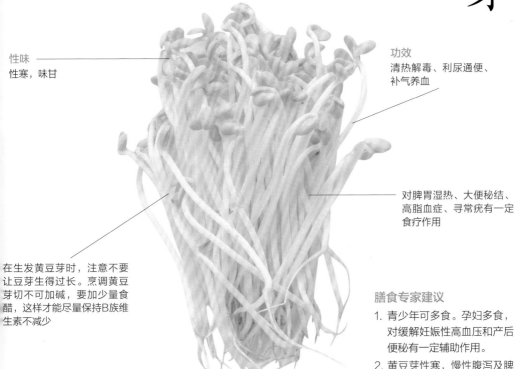

性味

性寒，味甘

功效

清热解毒、利尿通便、补气养血

对脾胃湿热、大便秘结、高脂血症、寻常疣有一定食疗作用

在生发黄豆芽时，注意不要让豆芽生得过长。烹调黄豆芽切不可加碱，要加少量食醋，这样才能尽量保持B族维生素不减少

膳食专家建议

1. 青少年可多食。孕妇多食，对缓解妊娠性高血压和产后便秘有一定辅助作用。
2. 黄豆芽性寒，慢性腹泻及脾胃虚寒者忌食。

营养翻番的食用法则

凉拌如意

材料:

黄豆芽300g，葱、红甜椒、熟白芝麻、香油、陈醋、辣椒油、蒜蓉、生抽、白糖各适量。

做法:

❶ 将黄豆芽摘去老根，红甜椒切丝。

❷ 香油、陈醋各1匙，辣椒油、蒜蓉各半匙，生抽两匙，白糖少许拌匀成味汁。

❸ 开水余烫黄豆芽、红椒丝2～3分钟，关火捞起，浸泡在冰水里，沥干水分，淋味汁即可。

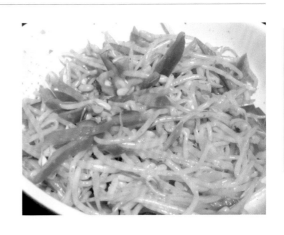

豆类蔬菜和芽苗类蔬菜

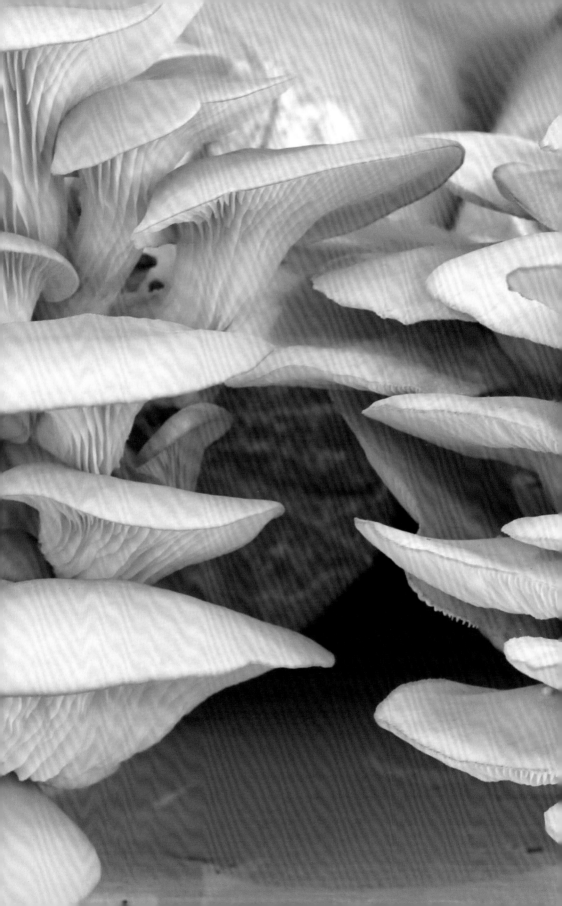

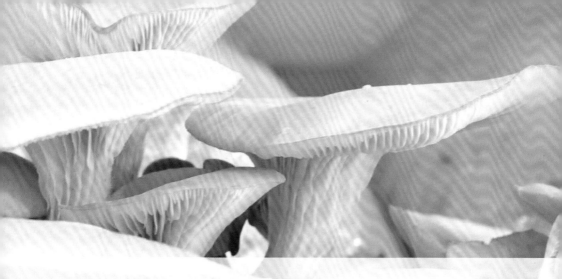

第七章

食用菌类蔬菜

食用菌类蔬菜高蛋白、低脂肪、低糖、多膳食纤维、多氨基酸、多维生素、多矿物质,营养价值之高是其他种类蔬菜所不能比拟的,被称为长寿蔬菜。从食用菌类中的灵芝上提取的孢子粉一度被人们评为抗击癌症最有效的食品。许多菌类蔬菜除了供食用外,也作为医用植物。

本章介绍中国地道的食用菌类蔬菜,有香菇、口蘑、平菇、金针菇、鸡腿菇、竹荪、滑子菇、木耳、银耳、猴头菇、茶树菇、杏鲍菇、蟹味菇、牛肝菌、鸡枞菌、羊肚菌和地耳等。

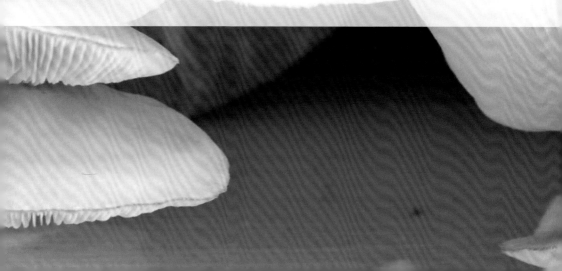

香菇

香味浓烈，肉质肥厚

香菇是世界上著名的食用菌之一，具有很高的药用价值，富含可以降血压、降胆固醇、降血脂的物质，对预防动脉硬化、肝硬化、血管病变等疾病有一定的辅助作用。香菇能促进体内钙的吸收，起到预防骨质疏松的作用。此外，香菇含有的香菇多糖可提高巨噬细胞的吞噬功能，还可促进T淋巴细胞的产生，有助于增强人体的免疫力。

成熟期：4~11月。
主产地：浙江、四川。

香菇营养调查（以100g为例）

热量	26kcal
蛋白质	2.2g
碳水化合物	5.2g
膳食纤维	3.3g
钙	2mg
钾	20mg

性味
性平，味甘

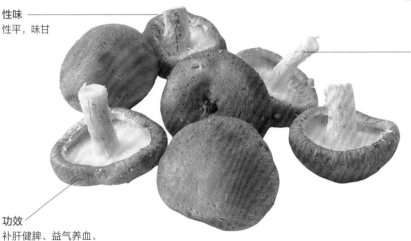

鲜香菇以菌盖肥厚，边缘曲收，伞盖皱褶明显，伞内褶呈乳白色，菇柄短粗，菇苞未开且菇肉厚实的为佳。挑选时要仔细观察是否为自然生成，有些香菇伞盖呈裂开状，可能是人为加工，最好不要购买

功效
补肝健脾、益气养血、开胃助食、清热解毒

养生有方

小贴士

中国不少古籍中记载香菇能"益气不饥、治风破血、益胃助食"，人们常用其来治疗头晕、头痛，辅助治疗痤疮、麻疹等疾病。现代研究还发现，香菇能调节人体免疫功能，抑制肿瘤和癌细胞发生。此外，香菇还含有水溶性鲜味物质，可作为调味品。

［主治］	［材料］	［用法］
脾胃虚寒	香菇适量	油煎后再煮汤食用
食欲不振	干香菇10g	水发香菇后加水和调味料煮汤食用
高脂血症	鲜香菇250g ＋ 蒜瓣50g	用植物油炒后，加水煮汤食用
慢性胃炎	干香菇20g ＋ 猪瘦肉100g ＋ 大米150g	香菇水发后切丝，猪瘦肉切末与大米共煮成粥
利尿消肿	干香菇10g ＋ 葡萄120g ＋ 蜂蜜10g	香菇与葡萄一起榨成果汁，最后用蜂蜜拌匀

挑选干品小窍门

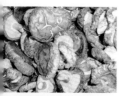
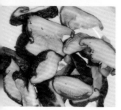

干香菇的挑选方法

❶ 形。菌伞厚、完整、伞边微微向内卷，菌褶整齐细密，菌柄短且粗壮的是优质的香菇干品。

❷ 色。菌伞为黄褐色或黑褐色（香菇本身的颜色）、菌褶颜色以淡黄色或黄白色的为佳。

❸ 味。闻起来有浓郁的香菇香气，无其他怪味（如酸、臭味等）的为优。

❹ 质。干香菇拿起来轻捏一下，硬而不碎的为优质干品，较软的为劣质干品，水分多且不易于存放。

膳食专家建议

1. 食用香菇后如出现头晕眼花、恶心呕吐、腹部胀痛等食物中毒现象，即为香菇过敏，以后应避免食用香菇。

2. 干香菇发好后如未食用，应立即放入冰箱中冷藏，避免营养损失。

3. 香菇特别适宜气虚头晕、贫血、白细胞减少、自身抵抗力下降、年老体弱和佝偻病患者食用。

4. 顽固性皮肤瘙痒症患者不能食用香菇。

营养翻番的食用法则

香菇炖杏仁

材料：

水发香菇150g，杏仁50g，青豆30g，高汤、花生油 、鸡精、酱油、白糖、水淀粉、香油、盐各适量。

做法：

❶ 将水发香菇去杂质洗净，沥干水分；杏仁洗净，下油锅略炸。

❷ 炒锅烧热，放入花生油，放入香菇和杏仁、青豆略煸炒。

❸ 加白糖、高汤、酱油、鸡精，大火烧沸后改小火，炖至入味，再用水淀粉勾芡，淋上香油即可。

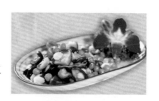

虾仁酿香菇

材料：

鲜虾200g，香菇150g，蒜末、姜末、料酒、白胡椒粉、水淀粉、盐各适量。

做法：

❶ 将鲜虾剔除沙线，去皮切碎，与料酒、蒜末、姜末、白胡椒粉和水淀粉同搅拌出黏性。

❷ 鲜香菇去蒂，倒放在案板上，用勺子将调好的虾馅舀入香菇伞中。

❸ 把香菇虾球移到一个有盖的微波器皿中。

❹ 微波器皿盖上盖子放入微波炉中4分钟取出，摆到干净盘子里。

❺ 将微波器皿里蒸香菇的汁水倒入小碗中，加入水淀粉搅匀，小碗放入微波炉中30秒取出，将碗中的薄芡浇在虾仁上即可。

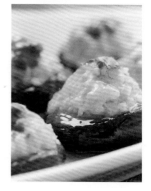

金针菇

洁白纤细、口感爽脆

　　金针菇因其菌柄细长酷像金针菜而得名。它含锌量高，能够促进儿童生长和智力发育，人称"增智菇"。常食金针菇能抗癌，降胆固醇，预防肝脏疾病和胃肠道溃疡，促进体内新陈代谢，还能防治心脑血管疾病，抵抗疲劳，特别适合高血压患者、肥胖者和中老年人食用。

性味
性平，味咸、淡

功效
滋阴润肺、健脾醒胃

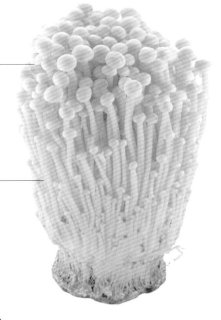

成熟期：6~12月。

主产地：云南、江苏、河北、黑龙江。

金针菇营养调查（以100g为例）

热量	32kcal
蛋白质	2.4g
膳食纤维	2.7g
维生素C	2mg
维生素E	1.14mg
钾	195mg

膳食专家建议

1. 特别适宜气血不足、营养不良的老人及儿童食用。
2. 癌症、肝疾病、胃肠道溃疡、心脑血管疾病患者可常吃金针菇。
3. 脾胃虚寒的人应少吃或不吃金针菇。

营养翻番的食用法则

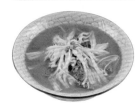

金针菇炖土鸡

材料：
金针菇100g，土鸡250g，盐适量。

做法：
❶ 将土鸡去掉内脏洗净，入砂锅中加水炖至九成熟。
❷ 放入金针菇，金针菇煮熟，加盐调味即可。

功效：
补益气血，适宜体虚气血不足的人经常食用。

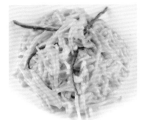

金针菇炒虾仁

材料：
金针菇150g，虾仁200g，青豆50g，鸡蛋清1个，葱花、盐、淀粉、黄酒、酱油、鸡精、食用油各适量。

做法：
❶ 将虾仁加蛋清、淀粉、黄酒、盐拌匀，金针菇切段。
❷ 热锅放油，油热时放入葱花，炒香后放入虾仁，并加适量黄酒煸炒。
❸ 3分钟后，加入准备好的金针菇、青豆，放入盐、酱油、鸡精翻炒，炒熟后即可。

功效：
增强智力，促进身体发育，特别适宜处于生长发育阶段的儿童食用。

鸡腿菇

成熟期：4~6月。

主产地：云南、黑龙江、吉林、河北、山西、内蒙古。

鸡腿菇营养调查（以100g为例）

热量	346kcal
蛋白质	25.4g
植物纤维	7.3g
钾	1661.93mg
钠	34.01mg
钙	106.7mg
镁	191.47mg
磷	634.17mg

形似鸡腿，味道鲜美

　　鸡腿菇因外形似鸡腿，味道口感似鸡丝而得名，有菌中新秀的美誉。鸡腿菇营养丰富、味道鲜美，经常食用有助于增进食欲、促进消化、增强人体免疫力，也是减肥食物的理想选择。鸡腿菇还是一种药用菌，有益脾胃、清心安神等功效。

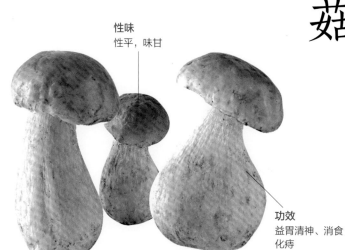

性味
性平，味甘

功效
益胃清神、消食化痔

挑选鸡腿菇小窍门

　　鸡腿菇以茎部粗壮、顶小的最为鲜美。用手掐鸡腿菇茎部，有一定弹性，且菇体表面没有水分的为佳品。

营养翻番的食用法则

蚝油鸡腿菇

食材：

鸡腿菇300g，蚝油3匙，食用油、葱花、蒜末、盐、鸡精各适量。

做法：

❶ 将鸡腿菇去蒂，入沸水中焯一下。

❷ 热锅放油，油至七成热时放入葱花、蒜末炒香，倒入鸡腿菇翻炒至熟。

❸ 加盐、鸡精炒匀，淋入蚝油即可。

功效：

益脾胃、增食欲，长期食用可降低血糖浓度，辅助治疗糖尿病。

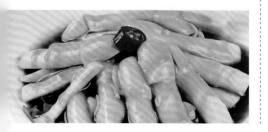

滑炒鸡腿菇

食材：

鸡腿菇、胡萝卜、盐、鸡精、水淀粉、葱油、食用油各适量。

做法：

❶ 将鸡腿菇、胡萝卜切片，一起入沸水中稍焯。

❷ 锅内放少许油，放入鸡腿菇和胡萝卜翻炒。

❸ 鸡腿菇炒熟时，放盐、鸡精翻炒后勾芡，起锅时滴几滴葱油即可。

功效：

此菜是减肥人群的理想选择，还能预防便秘、抗癌防癌、防止骨骼老化。

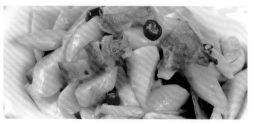

口蘑

塞外珍馐，素中之荤

口蘑味道鲜美，口感细腻软滑，外形规整好看，菌盖洁白，肉较厚，菌柄短。经常食用口蘑不仅能够提高免疫力、抗病毒、减肥、美容，还能防止便秘、促进排毒、预防糖尿病及大肠癌、降低胆固醇含量。

成熟期：4~10月。
主产地：内蒙古、河北。

功效
平肝益肾、健脾补虚

性味
性温，味甘

口蘑营养调查（以100g为例）

热量	277kcal
维生素B$_1$	0.07mg
磷	1655.2mg
锌	9.04mg
钙	169mg
钾	106mg

您选哪一种？

白蘑
菌伞表面为纯白色，菌伞边向内生长，触感滑嫩。

青腿子
菌柄灰白色，菌伞边稍向外长。

膳食专家建议

1. 适合患有癌症、心血管疾病、肥胖、便秘、糖尿病、肝炎、肺结核、软骨病的患者食用。
2. 泡在液体中的袋装口蘑，其表面附着许多化学物质，食用前要多洗几遍。

营养翻番的食用法则

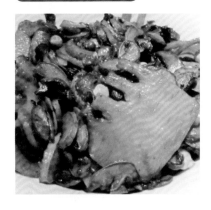

口蘑牛排

材料：
牛排220g，圆葱丝5g，西芹段5g，口蘑100g，盐、胡椒粉、红酒、橄榄油、奶油、料酒、酱油各适量。

做法：

❶ 将牛排用盐、胡椒粉、圆葱丝、西芹段、料酒、酱油腌制20分钟。

❷ 将口蘑与奶油同炒至口蘑熟，盛出装盘。

❸ 煎盘放油，把腌好的牛排煎到需要的熟度，取出放在奶油口蘑上。

❹ 橄榄油倒入干净煎锅中，下圆葱丝和西芹丝翻炒出香味，加入盐、胡椒粉、红酒调味，最后将调好的汁浇在牛排上即可。

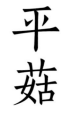

食用菌类蔬菜

平菇

伞盖宽大，肉质爽滑

平菇营养丰富，常食平菇不仅能改善人体新陈代谢，增强机体免疫能力、调节植物神经，还能帮助人体减少血清胆固醇，降低血压，抑制癌细胞，调节女性更年期症状，防治肝炎、尿道结石、慢性胃炎、胃溃疡、十二指肠溃疡、软骨病、高血压等病症。

成熟期：3~8月。
主产地：吉林、辽宁、山西、湖南、四川。

平菇营养调查
（以100g为例）

热量	24kcal
蛋白质	1.9g
碳水化合物	4.6g
膳食纤维	2.3g
胡萝卜素	10μg
维生素B$_2$	0.16mg
维生素C	4mg
钙	5mg
钾	258mg

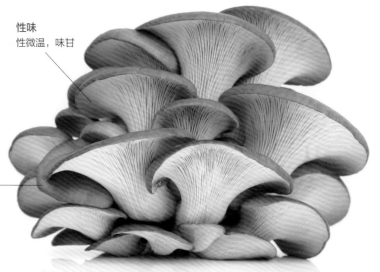

性味
性微温，味甘

功效
补脾益胃、除湿祛风、活血化瘀、疏通经络

挑选平菇小窍门

应挑选形状整齐不缺边、颜色正常、质地脆嫩而肥厚、气味纯正、菌伞边缘向内卷曲的。

膳食专家建议

特别适宜体弱者，更年期妇女及肝炎、消化系统疾病、软骨病、心血管疾病、尿道结石患者长期食用。

营养翻番的食用法则

平菇肉片

材料：

鲜平菇50g，猪肉片100g，葱、姜、植物油、酱油、绍酒、胡椒粉、盐、淀粉、鸡精各适量。

做法：

❶ 将平菇撕成大片，入沸水中焯透，取出并挤干水分；葱、姜切片。

❷ 肉片用适量酱油、盐、鸡精、绍酒、淀粉拌匀腌一下。

❸ 热锅放油，油八成热时放入葱片、姜片煸香，放入肉片同炒。

❹ 肉片变色后，加水、酱油、盐、鸡精、胡椒粉烧开，放入平菇，小火烧5分钟，转大火收浓汤汁，加淀粉勾芡，使芡汁均匀地挂在肉片和平菇上即可。

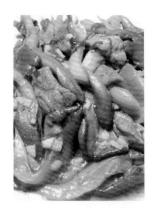

功效：

可作为辅助治疗腰腿疼痛、手足麻木、经络不通等病症的食疗菜品。

| 英文名：Slider mushroom | 别名：光帽磷伞 | 科属：球盖菇科，环锈伞属 |

滑子菇

低热量的保健蘑菇

滑子菇是一种低热量、低脂肪的保健食品。附着在滑子菇菌伞表面的黏性物质是一种核酸，对保持人体精力和脑力有很大帮助，还能抑制肿瘤。经常食用滑子菇，能提高免疫力、止咳化痰、通便排毒、减肥美容、抗癌。

成熟期：6~12月。

主产地：河北北部、辽宁、黑龙江。

滑子菇营养调查（以100g为例）

蛋白质	1.1g
碳水化合物	2.5g
磷	33mg
钙	3mg

性味
性平，味甘

功效
补脾益胃、止咳化痰、润肠通便

含有大量人体所需的氨基酸、维生素和矿物质

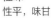

营养翻番的食用法则

滑子菇炒鸡丁

材料：

水发滑子菇100g，鸡腿肉200g，食用油、盐、料酒、胡椒粉、水淀粉、葱花、姜末、酱油、白糖、盐、高汤各适量。

做法：

❶ 将鸡腿肉切丁，用盐、料酒、胡椒粉、水淀粉腌制一下。滑子菇洗净去根。

❷ 取一大碗水，放入葱花、姜末、水淀粉、酱油、白糖、盐、胡椒粉、高汤兑成芡。

❸ 起锅热油，油至八成热时放入滑子菇略翻炒，再放入鸡丁翻炒均匀，待炒熟时倒入芡汁拌匀即可。

白菜滑子菇

材料：

滑子菇100g，白菜80g，猪肉片100g，葱花、姜片、盐、酱油、食用油各适量。

做法：

❶ 热锅放油，油至八成热时，下肉片翻炒至变色，盛出备用。

❷ 锅中加油烧热，放葱花和姜片爆香，倒入白菜和滑子菇一同翻炒。

❸ 加盐、酱油翻炒，最后加肉片炒几分钟即可。

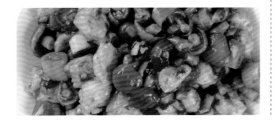

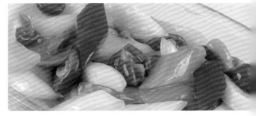

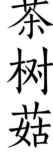

茶树菇

成熟期： 4~5月。
主产地： 江西、福建、四川。

茶树菇营养调查
（以100g为例）

蛋白质	14.2g
膳食纤维	14.4g
维生素E	0.46mg
钠	186.6mg
钾	4713.9mg
钙	26.2mg
铁	42.3mg

菌盖褐色、菌柄脆嫩

　　茶树菇富含人体所需的天门冬氨酸、谷氨酸等多种氨基酸和多种矿物质，味道鲜美，用作主菜、调味均佳。它有美容保健、壮阳补肾、健脾胃、提高人体免疫力的功效，对抗癌、降压、防衰、小儿低热均有辅助治疗作用，民间称之为"神菇"。

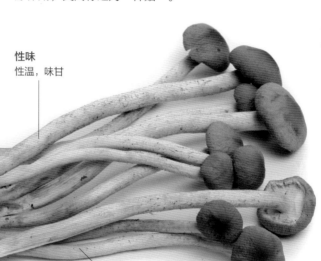

性味
性温，味甘

功效
益气开胃、健脾止泻、补肾强身、利尿消肿

营养翻番的食用法则

茶树菇老鸭汤

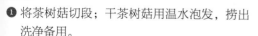

材料：
茶树菇20g，干茶树菇10g，火腿20g，老鸭1只，春笋2段，葱段、姜片、盐各适量。

做法：

❶ 将茶树菇切段；干茶树菇用温水泡发，捞出洗净备用。

❷ 春笋剥去外层硬壳，切去老根，拍松切段。

❸ 老鸭处理干净后切块，放入沸水锅中煮至表面变色，放入火腿片、葱段、姜片、茶树菇并盖上盖，小火炖3小时。

❹ 放入笋段，继续炖20分钟，食用前加盐调味即可。

咸蛋黄茶树菇

材料：
鸡蛋1个，茶树菇、食用油、咸蛋黄、盐、白糖、淀粉各适量。

做法：

❶ 将茶树菇入沸水中加盐煮3~5分钟，取出沥干，放入器皿中。

❷ 将鸡蛋液与茶树菇搅拌均匀，再撒上淀粉拌匀。

❸ 锅置火上，加油烧热，放入拌好的茶树菇炸至金黄色，捞出控油。

❹ 锅中留少许底油，放入咸蛋黄，加少量盐、白糖炒散，再倒入炸好的茶树菇炒匀即可。

竹荪

雪裙仙子、菌中皇后

　　竹荪是寄生在枯竹根部的一种隐花菌类，有着深绿色的菌帽，雪白色的圆柱状的菌柄，粉红色的蛋形菌托，在菌柄顶端有一围细致洁白的网状裙从菌盖向下铺开，被人们称为"雪裙仙子""菌中皇后"。竹荪营养丰富，味道鲜美，别具风味，是宴席上著名的山珍。竹荪营养价值很高，对肺虚热咳、喉炎、高血压、高脂血症、痢疾、肥胖等疾病有很好的辅助治疗作用。

成熟期：5~9月。
主产地：贵州、四川、云南。

竹荪营养调查（以100g为例）

热量	235kcal
蛋白质	19.4g
膳食纤维	8.4g
维生素C	55mg
维生素E	567mg
钾	3.21mg

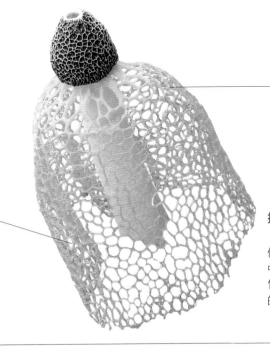

功效
补气养阴、清热利湿、润肺止咳、利尿通便、健脾益胃

性味
性平，味甘

挑选竹荪小窍门

　　干竹荪比较轻，部分商家为了使竹荪称起来更重些，可能在竹荪中灌浆，因此，挑选的时候可以把竹荪抓在手中捏紧，感觉干燥松软的质量较好，烹调后口感也佳。

养生有方

小贴士

　　一般人均可食用竹荪性凉，但脾胃虚寒之人应少吃。干竹荪在烹制前应先用淡盐水泡发，剪去菌盖头（封闭的一端），否则会有怪味。

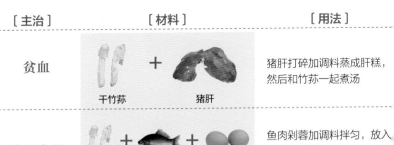

[主治]	[材料]	[用法]
贫血	干竹荪 ＋ 猪肝	猪肝打碎加调料蒸成肝糕，然后和竹荪一起煮汤
脾胃虚弱	干竹荪 ＋ 鲫鱼 ＋ 鸡蛋2个	鱼肉剁蓉加调料拌匀，放入泡开的竹荪中，蘸上鸡蛋液、面包糠炸至金黄
肥胖	干竹荪 ＋ 银耳 ＋ 鸡蛋2个	葱炸香后加水煮银耳、竹荪，水开后倒入鸡蛋液，加调料

香酥竹荪鱼

材料:

干竹荪100g,草鱼500g,鸡蛋100g,面包屑20g,盐、鸡精、芝麻、椒盐、食用油各适量。

做法:

❶ 将干竹荪用水泡开,切成5cm长的段。

❷ 鱼肉剁碎,加盐、鸡精搅拌均匀,放入竹荪中,蘸上鸡蛋液、面包屑、芝麻备用。

❸ 油锅烧热后放入竹荪鱼,炸至金黄色时捞出,食用时蘸椒盐即可。

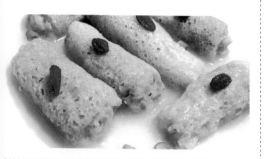

如意竹荪

材料:

竹荪(水发)150g,鸡胸肉100g,鲜蘑末、火腿末各10g,鸡蛋清30g,豆苗末少许,面粉、葱姜水、盐、料酒各适量。

做法:

❶ 发好的竹荪用开水焯一下,平铺在盘中。

❷ 在平铺的竹荪上撒少许面粉,铺上一层用蛋清、葱姜水、盐、料酒调好的鸡胸肉末、豆苗末、鲜蘑末和火腿末。

❸ 将竹荪卷起,用淀粉黏好竹荪卷,入蒸锅中蒸5分钟,取出即可。

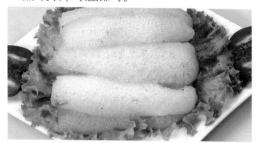

竹荪爆猪肚

材料:

竹荪50~100g,猪肚500g,植物油、盐、料酒、葱段、姜片各适量。

做法:

❶ 将猪肚洗干净,高压锅中放入适量的水,放入猪肚煮至七成熟左右,取出切片;竹荪切片。

❷ 热锅放油,油至八成热,放肚片爆炒片刻,加入竹荪片。

❸ 竹荪片将熟时加盐、料酒、葱段、姜片炒香,再加少量水,转小火焖30分钟即可。

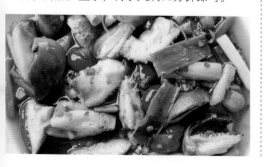

柴把竹荪卷

材料:

竹荪8个,芹菜2根,金针菇1小把,香菇2个,胡萝卜少许,高汤、水淀粉各适量。

做法:

❶ 将竹荪泡软,胡萝卜去皮后切丝,香菇切条,金针菇去根,芹菜入沸水焯后切成细长条。

❷ 把金针菇、香菇条与胡萝卜条放入竹荪中卷起,用芹菜条系紧。

❸ 在放有竹荪卷的碗中加调料入蒸锅中蒸5~6分钟,高汤和水淀粉勾芡淋在蒸好的竹荪卷上即可。

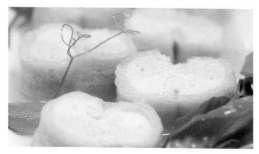

银耳

美容养颜的佳品

银耳被历代皇家贵族看作延年益寿之品、长生不老良药。银耳具有强精、补肾、润肠、益胃、补气、和血、强心、壮身、补脑、提神、祛斑、嫩肤、减肥、延年益寿的功效。它能增强肝脏解毒能力、增强机体抗肿瘤的能力，还能增强肿瘤患者对放疗、化疗的耐受力，对肺热咳嗽、肺燥干咳、妇女月经不调、胃炎、大便秘结等病症有很好的辅助疗效。

成熟期：4~10月。
主产地：江西、浙江、福建、江苏、安徽。

银耳营养调查（以100g为例）

蛋白质	10g
碳水化合物	67.3g
粗纤维	30.4g
铁	4.1mg
钙	36mg

性味
性平，味甘

功效
补脾健胃、滋阴和血、益气、润肠、安神补脑、强精补肾

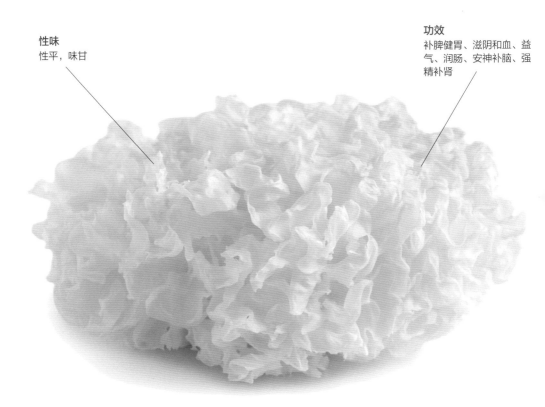

银耳美容小妙招

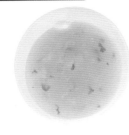

银耳眼膜
银耳熬成浓汁，放入冰箱冷藏，每次取3~5滴涂在眼角或眼周，每日1次。
功效：
润白去皱，增加眼部弹性。

膳食专家建议

1. 冰糖银耳含糖量高，不宜睡前食用。
2. 食用变质银耳会发生中毒反应，严重者会有生命危险。
3. 外感风寒、出血症患者应少吃或不吃银耳。
4. 变质银耳不可食用，以防中毒；熟银耳忌久放。

冰糖银耳汤

材料:

银耳10g,冰糖30g,荸荠、甜杏仁、桂圆肉各适量。

做法:

❶ 将荸荠削皮,切成两半,放入砂锅中,加清水,中火熬2小时。

❷ 甜杏仁去皮,入沸水中微焯一下,取出与桂圆肉一起入清水中浸泡。

❸ 银耳与荸荠、甜杏仁、桂圆肉一同放入砂锅中,加少量冰糖和水熬成汤即可。

银耳枣仁汤

材料:

银耳15g,酸枣仁20g,冰糖25g,红枣15g。

做法:

❶ 将银耳泡发洗净,酸枣仁用干净的布袋扎好。

❷ 将银耳、酸枣仁与冰糖一起放入砂锅内加水煮熬成汤,枣仁味入汤后,取出枣仁袋。

❸ 将红枣去核后放入锅中,与银耳同煮至汤稠即可食用。

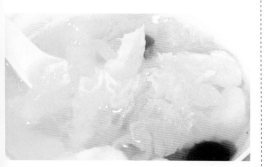

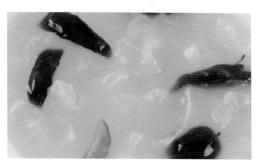

银耳明目汤

材料:

鸡肝50g,银耳10g,枸杞子5g,茉莉花、料酒、姜汁、盐、鸡精各适量。

做法:

❶ 将鸡肝切末,银耳泡发。

❷ 鸡肝、银耳与枸杞子加水烧沸,再放入料酒、姜汁、盐和鸡精调味。

❸ 鸡肝熟后,撒入茉莉花装碗食用。

燕窝银耳羹

材料:

燕窝10g,银耳20g,冰糖适量。

做法:

❶ 将燕窝处理干净,再入热水中浸泡3~4小时,然后择去绒毛,再入热水中浸泡1小时;银耳用清水浸泡1小时。

❷ 将燕窝、银耳、冰糖放入瓷罐或盖碗中,隔水炖熟后食用。

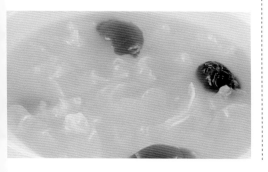

木耳

美味山珍、黑色瑰宝

　　木耳味道鲜美，口感爽脆，营养价值很高。木耳中铁的含量极为丰富，因此，常吃木耳能生血养颜，令人肌肤红润，还能预防缺铁性贫血。木耳还含有维生素K，可以减少血液凝块，预防血栓的形成，起到防治动脉粥样硬化的作用。此外，木耳可以促进纤维类物质的分解，能化解胆结石、肾结石等体内异物，防癌抗癌、润肺养阴、止血。

成熟期：3~12月。
主产地：云南、黑龙江、辽宁、吉林。

干木耳营养调查（以100g为例）

蛋白质	12.1g
膳食纤维	29.9g
钙	247mg
铁	152mg
维生素B$_1$	0.17mg
维生素B$_2$	0.44mg

性味
性平，味甘

功效
补气养血、润肺养阴、止血

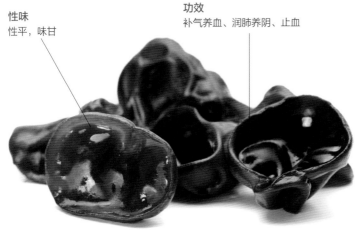

膳食专家建议

1. 木耳特别适合缺铁的人、矿工、冶金工人、纺织工、理发师及三高人群食用。
2. 食用鲜木耳后经阳光照射，皮肤会出现红肿、痒痛，产生皮疹、水疱，水肿，应食用干木耳。干木耳食用前需要用水浸泡并换2~3次水，剩余的毒素就会溶于水中，食用更安全。
3. 孕妇应少吃木耳。

您选哪一种？

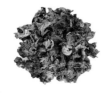

黑木耳
外形像耳，黑色，边缘呈波浪状，很薄。

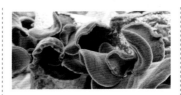

毛木耳
叶面平展，绿色，有茸毛，叶边呈微锯齿状。

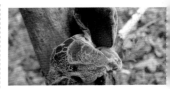

皱木耳
木耳上有明显的皱褶并形成网格。

养生有方

小贴士

　　黑木耳中的胶质可以将残留在消化道中的杂质、废物吸附后排出体外，因此，黑木耳有"人体清道夫"的美称。

[主治]	[材料]	[用法]
女性崩漏失血	黑木耳15~30g	黑木耳用水煮烂后，加白糖饮服
瘀血作痛	黑木耳粉10g	以温开水或淡醋送服

干木耳的挑选方法

❶ 看。选择大小适中，边缘自然舒展，没有碎裂痕迹，一面为灰白色，上有白霜，另一面则乌黑且无光泽的是优质木耳。

❷ 捏。优质的木耳干品含水量少，捏一下易碎。

❸ 尝。如果是散装的木耳干品，可品尝一下，优质的干品无任何异味且略有清香气，若有涩味、咸味和甜味的则属于掺杂其他物质的次品。

❹ 泡。很多商家为了推销菌类，会现场浸泡供选择。这个细节千万不要错过。通过店家泡好的木耳，更容易分出优劣。泡好的木耳分量重、膨胀程度大，捏一下弹性好的是优质木耳。

干木耳清洗方法

1. 干木耳放入在温盐水中，浸泡半小时，使木耳快速变软。
2. 将变软的木耳放入另一盆温水中，加入两勺淀粉搅拌，可以去除附在木耳上的细小杂质。
3. 最后再用一盆温水清洗一遍木耳，沥干水即可。

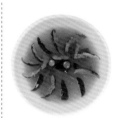

黑木耳美容小妙招

食材：干黑木耳、干红枣。
做法：黑木耳泡好与洗净的红枣一起煮汤。
功效：养血驻颜、润泽皮肤、减肥。

营养翻番的食用法则

木耳炒鸡肝

材料：

鸡肝150g，黑木耳80g，植物油、姜丝、黄酒、盐、鸡精各适量。

做法：

❶ 将鸡肝洗净切片；黑木耳用温水泡发，洗净切丝。

❷ 大火起锅下油，先放姜丝爆香，再放鸡肝片炒匀，随后放黑木耳丝、黄酒和盐，翻炒5分钟。

❸ 加少许水，盖上锅盖，稍焖片刻，下鸡精调匀即可。

木须豆腐

材料：

油豆腐4块，猪肉馅110g，黑木耳、虾仁各70g，香油、淀粉、高汤、盐、鸡精、胡椒粉各适量。

做法：

❶ 将虾仁挑去后背的沙线，剁成虾末。

❷ 虾末、肉馅、鸡精、1/3匙胡椒粉、香油、1匙淀粉拌匀备用。

❸ 油豆腐中间挖空，把虾末肉馅放入油豆腐中，再入蒸锅中大火蒸熟后取出。

❹ 黑木耳切小片，放入沸水中稍焯一下，捞出，与高汤、盐、鸡精、胡椒粉一同入锅中煮开。

❺ 将黑木耳汤淋在油豆腐上即可。

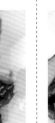

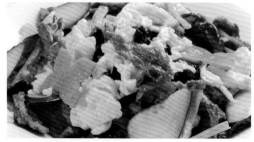

地耳

明目利肠、祛痰解毒的佳食

地耳特别适合入药，有滋阴润肺、清热解毒、益气明目、祛痰、利肠胃等功效，常用来治疗夜盲症、小火烫伤、丹毒、皮疹赤热、久痢脱肛、痔疮等症。

成熟期：12月~次年5月。
主产地：湖北。

地耳营养调查
（以100g为例）

蛋白质	1.5g
粗纤维	1.8g
胡萝卜素	220μg
维生素E	2.24mg
钾	102mg
钙	14mg
锌	5mg

性味
性寒，味甘

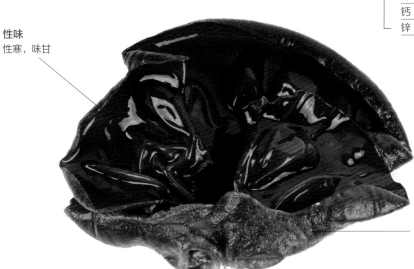

功效
滋阴润肺、清热解毒、益气明目、祛脂降压

养生有方

小贴士

地耳营养价值与木耳不相上下，食用时宜与姜搭配。脾胃虚寒、腹泻便溏者不可食用；妇女产后、寒性痛经及女性月经来潮期间也不宜食用。

［主治］	［材料］	［用法］
夜盲症、牙痛	地耳	炒食并经常食用
脱肛	地耳 ＋ 白糖	地耳用白糖浸泡凉食
气虚贫血	地耳 ＋ 鸡汤 ＋ 糯米	地耳、糯米和鸡汤熬粥

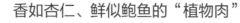
成熟期：1~7月。
主产地：湖南。

杏鲍菇营养调查
（以100g为例）

蛋白质	15.4g
脂肪	0.55g
粗纤维	5.4g
铁	2.9mg
钙	2mg
锌	38.01mg
硒	0.023mg

香如杏仁、鲜似鲍鱼的"植物肉"

杏鲍菇被称为"平菇王""干贝菇"，具杏仁香味，菌柄为乳白色，口感鲜嫩，既能降血脂、降胆固醇、促进胃肠消化、增强机体免疫力、预防心血管病等，又能抗癌和美容。

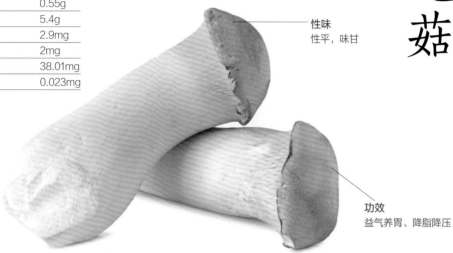

性味
性平，味甘

功效
益气养胃、降脂降压

食用菌类蔬菜

杏鲍菇

营养翻番的食用法则

腐乳杏鲍菇

材料：
杏鲍菇300g，腐乳1/2块，生抽1小勺，白糖1小勺，芝麻酱1小勺，醋1小勺，香油1/2小勺，蒜末适量。

做法：
❶ 将杏鲍菇洗净，放入蒸锅蒸8分钟。
❷ 将所有的调料搅拌均匀。
❸ 杏鲍菇蒸后冷却一会儿，用手撕成丝（最好不要用刀切）。
❹ 将调料淋在撕好的杏鲍菇上即可。

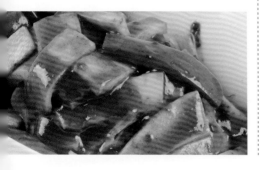

杏鲍菇生煸豆苗

材料：
杏鲍菇200g，豆苗300g，冬笋40g，花生油60ml，姜、盐、料酒、鸡精各适量。

做法：
❶ 将豆苗去根，杏鲍菇、冬笋切丝，姜切末。
❷ 炒锅置大火上，倒入花生油，烧至八成热，放入冬笋、杏鲍菇、姜末煸炒片刻，放入豆苗、料酒、盐、鸡精，炒至豆苗熟时起锅装盘即可。

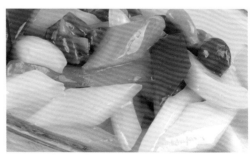

牛肝菌

食药兼用的菌中珍品

　　牛肝菌菌体较大，肉肥厚，柄粗壮，食之香甜可口，营养丰富，是一种世界性著名食用菌。它也是部分中成药的原料之一，可用于辅助治疗腰腿疼痛、手足麻木、四肢抽搐、妇女白带异常等病症。经常食用牛肝菌能明显增强自身免疫力、改善体内微循环。

成熟期：6~10月。
主产地：云南。

牛肝菌营养调查（以100g为例）

热量	338kcal
蛋白质	20.2g
碳水化合物	64.2g
钙	23mg
磷	500mg
铁	50mg

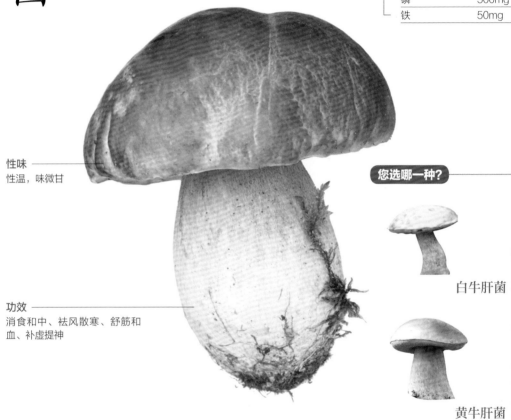

性味
性温，味微甘

功效
消食和中、祛风散寒、舒筋和血、补虚提神

您选哪一种？

白牛肝菌

黄牛肝菌

营养翻番的食用法则

干椒黄牛肝菌

材料：
鲜黄牛肝菌250g，花生油、盐、鸡精、干辣椒、蒜各适量。

做法：

❶ 将黄牛肝菌洗净切片；蒜去皮洗净切成小片；干辣椒去蒂去子，切成长段。

❷ 锅内加入花生油烧至三成热，将蒜片与干辣椒段下锅稍炸一下。

❸ 旺火热油放入黄牛肝菌爆炒，加盐、鸡精起锅。

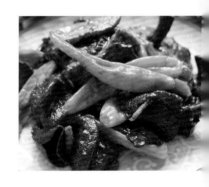

鸡枞菌

成熟期：12月~次年5月。
主产地：云南、四川。

鸡枞菌营养调查
（以100g为例）

热量	286kcal
蛋白质	28.8g
碳水化合物	42.7g
钙	23mg
磷	750mg
维生素B$_2$	1.2mg
维生素C	5.41mg

谓之鸡枞，其味似鸡

　　鸡枞菌是食用菌中的珍品之一，明代杨慎曾把鸡枞菌比作仙境中的琼汁玉液。鸡枞菌色泽洁白，肉质细嫩，清香四溢，口感清脆，富含人体所需的多种氨基酸和微量元素，是养生保健的佳品。鸡枞菌有补益肠胃、疗痔止血、益胃等功效，可治脾虚纳呆、消化不良、痔疮出血等病症。鸡枞菌还有养血润燥的作用，非常适合女性食用。常食鸡枞菌，还能提高机体免疫力，抵制癌细胞，辅助降低血糖。

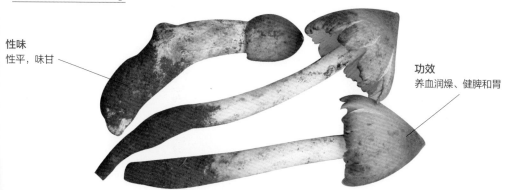

性味
性平，味甘

功效
养血润燥、健脾和胃

营养翻番的食用法则

三丝鸡枞菌

材料：

鸡枞菌200g，青椒、红椒各30g，盐4g，鸡精3g，精制油30ml，姜、蒜片各少许。

做法：

① 将鸡枞菌择洗干净，与青椒、红椒切成丝备用。

② 锅内放水煮沸，加少许盐、油，倒入鸡枞菌焯一下水，捞出沥干水分。

③ 炒锅置大火上，放入精制油烧热，加姜、蒜片炒香，倒入原料，加盐、鸡精速炒一会即可出锅。

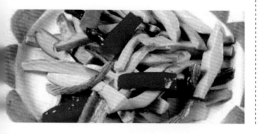

鸡枞菌豆腐汤

材料：

北豆腐200g，鸡枞菌50g，葱3g，酱油2ml，蒜2g，盐2g，植物油15ml。

做法：

① 将鸡枞菌用热水浸泡2小时，洗净沥干，切成小片；豆腐切块。

② 锅内放油烧热，放入鸡枞菌，加适量蒜，炒热后加入适量冷水用大火煮沸，5分钟后再放豆腐，烧沸后加入葱、酱油、盐即可。

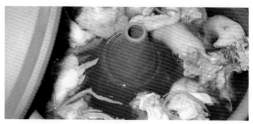

猴头菇

形似猴头的名贵山珍

　　猴头菇是中国传统的名贵菜肴，肉嫩、味香、鲜美可口，是四大名菜之一。我国自古就有"山珍猴头，海味燕窝"的说法。猴头菇体圆而厚，直径3.5～10cm，远远望去似金丝猴头，故名。猴头菇菌肉鲜嫩，香醇可口，有"素中荤"之称。常食猴头菇，可增强免疫功能、防癌抗癌、延缓衰老，是心血管疾病患者的理想食品。

成熟期：3～4月和8～9月。
主产地：山西、河南、河北。

猴头菇营养调查
（以100g为例）

蛋白质	2g
脂肪	0.2g
粗纤维	4.2g
维生素E	0.46mg
钠	175.2mg
钾	8mg
钙	19mg

性味
性平，味甘

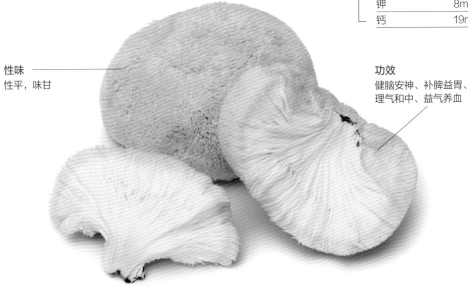

功效
健脑安神、补脾益胃、理气和中、益气养血

膳食专家建议

1. 猴头菇要经过浸泡、反复清洗、烹制，直至猴头菇软烂如豆腐时，营养成分才能完全析出。
2. 发霉、微烂及变质的猴头菇食用后会中毒。

挑选猴头菇小窍门

　　选购时，应挑选菇体完整，无伤痕残缺，菇身干燥，不烂、不霉、不蛀，茸毛齐全，菇体呈金黄色或黄里带白的。

养生有方

小贴士
　　干猴头菇适宜用水泡发，且烹制前要先放在容器内，加入姜、葱、料酒、高汤等上笼蒸或煮制，可去除猴头菇本身带有的一部分苦味。

［主治］	［材料］	［用法］
消化不良	猴头菇60g	猴头菇切片，加水煎汤，加黄酒服用
头晕心悸	猴头菇500g ＋ 鸡1只	猴头菇和鸡肉一起炖汤喝

海参猴头菇

材料:

水发海参600g，水发猴头菇200g，葱段、姜片、酱油、料酒、高汤、盐、食用油各适量。

做法:

❶ 水发海参切段，放入加有葱段、姜片、酱油、料酒调味的沸水中稍焯一下。

❷ 猴头菇切片装盘，加高汤、盐、酱油蒸30分钟。

❸ 锅中加油烧至七成热时，下海参、猴头菇翻炒均匀，加高汤烧至入味，锅中剩余汤汁勾芡，淋入鸡油即可。

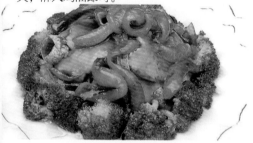

冬笋烧猴头菇

材料:

猴头菇550g，火腿片、熟冬笋片、料酒、精盐、葱花、姜片、油菜心、熟猪油各适量。

做法:

❶ 将猴头菇去根蒂，顺毛切成大片；油菜心洗净，切成段。

❷ 炒锅中火，放熟猪油烧热，下姜片、葱花炸香，加料酒、猴头菇片、火腿片、熟冬笋片、油菜心段烧沸，改小火烧至猴头菇片松软，加盐，淋上熟猪油，倒入大圆盘内即可。

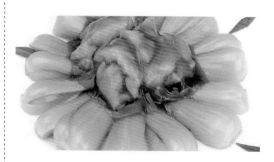

猴头菇烩玉兰片

材料:

猴头菇200g，火腿片45g，水发玉兰片40g，鸡蛋3个、盐、水淀粉、料酒、鸡精、食用油各适量。

做法:

❶ 将猴头菇去蒂洗净，入沸水中焯一下，切薄片。

❷ 将鸡蛋清、盐、水淀粉与猴头菇片搅拌均匀，然后将猴头菇片逐一放入沸水锅中氽熟捞出。

❸ 热锅放油，投入葱段炸香，下料酒、水发玉兰片、盐、猴头菇片、火腿片，焖至汤稠时加鸡精，用水淀粉勾芡，出锅即可。

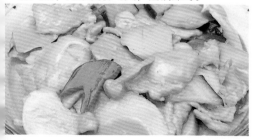

砂锅鸡胸猴头菇

材料:

水发猴头菇800g，鸡胸肉600g，干贝50g，熟猪油、葱、姜、料酒、盐、清汤各适量。

做法:

❶ 将水发猴头菇挤干水，切成片；鸡胸肉切成块；干贝泡开，清洗干净。

❷ 热锅放熟猪油，油至六成热时，下入猴头菇片、鸡胸肉块，再改大火，加入葱、姜、料酒、盐、清汤和干贝，炖至鸡脯肉软烂，出锅即可。

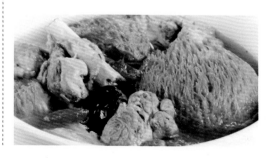

羊肚菌

形似羊肚的菌中珍品

　　羊肚菌，无毒菌类之一，有益肠胃、助消化、化痰理气、补肾壮阳、补脑提神、预防感冒、增强人体免疫力的功效。长期食用羊肚菌，可以治疗食积气滞、脘腹胀满、痰多咳喘等症状，最适宜阳痿、早泄、性功能减退、性欲冷淡等患者及中老年人食用。

成熟期：4~7月。
主产地：河南、陕西、甘肃。

羊肚菌营养调查（以100g为例）

热量	321kcal
钙	87mg
铁	30.7mg
维生素E	3.58mg
锌	12.11mg
维生素A	178μg
钾	1726mg

功效
和胃消食、理气化痰、补脑提神、补肾壮阳

性味
性平，味甘

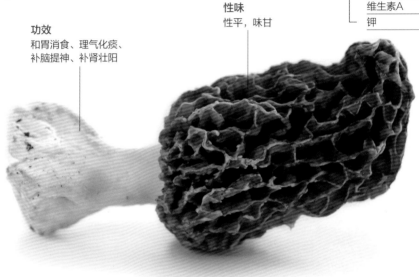

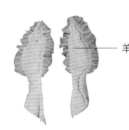
羊肚菌剖面

您选哪一种？

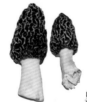

黑脉羊肚菌

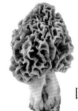
圆锥羊肚菌

营养翻番的食用法则

红烧羊肚菌

材料：
羊肚菌200g，火腿50g，青椒1个，豆瓣酱10g，酱油10ml，鸡精3g，高汤适量，生粉10g，香油5ml，花生油25ml。

做法：
❶ 将羊肚菌泡洗干净，火腿、青椒切成菱形片备用。

❷ 净锅放在大火上，倒入花生油烧热，放入豆瓣酱炒香，加入高汤、火腿、青椒、羊肚菌、酱油烧3分钟左右，加入鸡精调味，用生粉兑水勾芡，淋入香油即可。

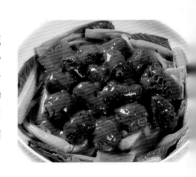

别名: 海鲜菇	科属: 白蘑科，玉蕈属	英文名: Crab mushroom

蟹味菇

成熟期: 6~10月和12月~次年4月。

主产地: 云南、杭州、吉林。

蟹味菇营养调查（以100g为例）

热量	18kcal
膳食纤维	3.7g
叶酸	28μg
铁	0.4mg
钙	1mg

风味别具一格的海鲜菇

蟹味菇因其具有独特的蟹鲜味而得名，有浅灰色型和纯白色型两个品种。其菌伞表面颜色是白色至灰褐色，伞中央有深色的大理石花纹，伞下的褶是白色的。蟹味菇有增强机体免疫力、延缓衰老、防止便秘、防癌抗癌、延年益寿、美容等功效。

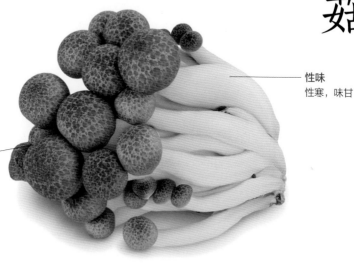

性味
性寒，味甘

功效
补脾益胃、润肠通便、开胃健脾

您选哪一种？

浅灰色型
菌伞表面的颜色为浅灰色。

纯白色型
菌伞表面的颜色为纯白色，又叫白玉菇、玉龙菇。

鲜蟹味菇的挑选方法

❶ 捏。有些店家为了增加菌类的分量和新鲜度，会适当地将菌类鲜品泡水。在购买时需用手捏一捏蟹味菇，看蟹味菇菌伞表面有没有水样物质流出或气泡产生。

❷ 看。菇形是规则的圆，大小均匀的较好。好的蟹味菇在菇盖上有明显的大理石斑纹，菇盖无破损。

❸ 闻。仔细闻闻菇，选择有浓烈菌味的为最佳，稍微发酸、发臭或有特殊味道的勿选。

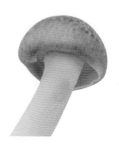

营养翻番的食用法则

凉拌蟹味菇

食材:
蟹味菇350g，葱花、米醋、酱油、盐、鸡精、香油、辣椒油各适量。

做法:
❶ 将蟹味菇去根洗净，放入沸水中稍焯一下。

❷ 将焯好的蟹味菇放到冷水中冷却。

❸ 冷却的蟹味菇沥干水分，加适量的葱花、米醋、酱油、盐、鸡精、香油及辣椒油拌匀即可。

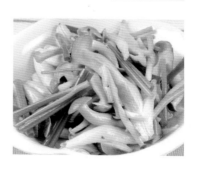

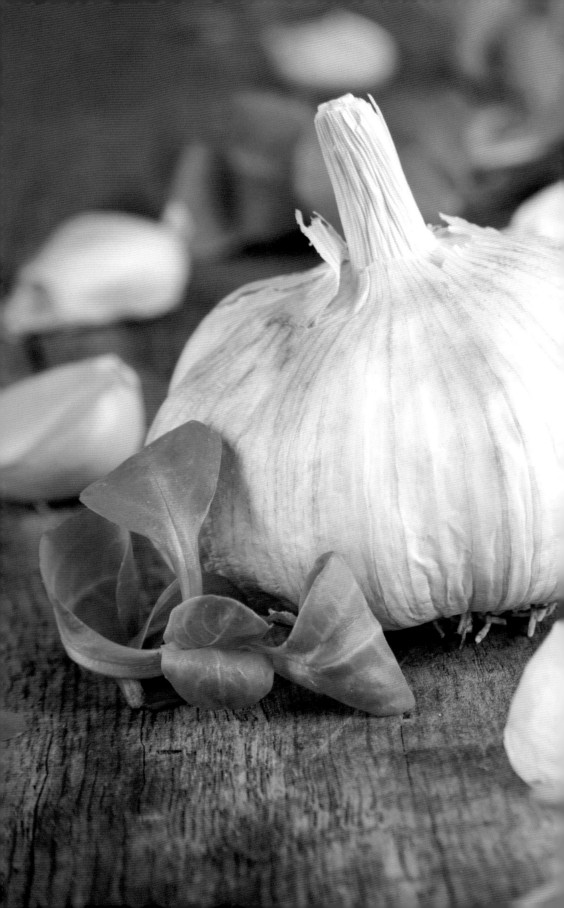

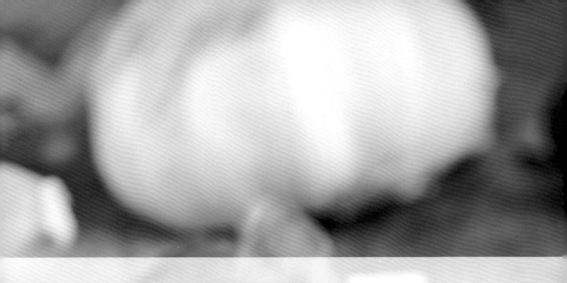

第八章

葱蒜类蔬菜

葱蒜类蔬菜是指一类具有特殊香辛味的鳞茎类蔬菜，属于百合科葱属多年生草本植物，又称香辛类蔬菜或鳞茎类蔬菜。以扁平斜条形或圆筒形叶、叶鞘及鳞茎供鲜食、加工或作调料。主要种类包括大蒜、洋葱、大葱、分葱、香葱、胡葱、韭菜、薤、大头蒜等，其中系我国原产的有韭菜、大葱、分葱、薤等。

葱蒜类蔬菜在我国栽培很广，其中韭菜全国各地普遍栽培，而大蒜、大葱则在北方栽培较多，南方主要以分葱、叶用大蒜、韭菜等普遍，部分地区薤的栽培较多。本章主要介绍洋葱、大蒜、大葱、韭菜、蒜薹、蒜黄、韭黄、青蒜和韭薹等。

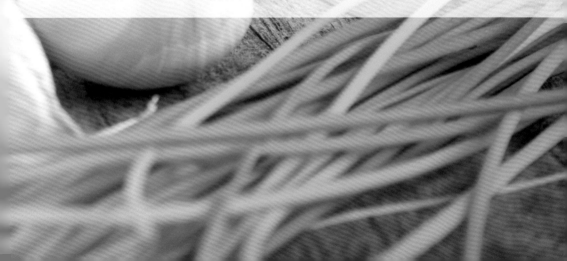

英文名：Shallot	别名：芤　科属：百合科，葱属

葱

茎白叶青的调味蔬菜

葱有发表通阳、通乳、止血、定痛疗伤的功效，可治疗风寒感冒、头痛发热、头痛鼻塞、阴寒腹痛、痢疾泄泻、虫积内阻、乳汁不通、关节疼痛等症。

成熟期：3~10月。
主产地：山东。

葱营养调查（以100g为例）

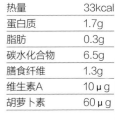

热量	33kcal
蛋白质	1.7g
脂肪	0.3g
碳水化合物	6.5g
膳食纤维	1.3g
维生素A	10μg
胡萝卜素	60μg

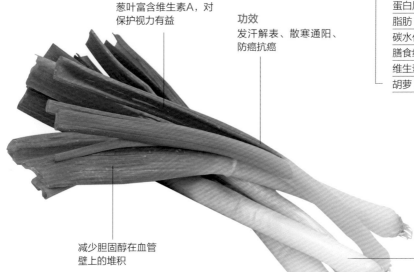

葱叶富含维生素A，对保护视力有益

功效
发汗解表、散寒通阳、防癌抗癌

减少胆固醇在血管壁上的堆积

性味
性温，味辛

降血压、降血脂、降血糖、预防阿尔兹海默症

膳食专家建议

1. 患有胃肠道疾病，特别是患有溃疡病的人不宜多食葱。
2. 葱对汗腺刺激作用较强，有腋臭的人在夏季应慎食。
3. 表虚多汗者应忌食葱。
4. 过多食用葱会损伤视力。
5. 葱在烹饪时不宜煎炸过久，也不宜在水中长时间浸泡。

您选哪一种？

常见的葱可分为大葱、分葱、小葱三种。

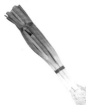

短葱白大葱
葱白短粗，葱叶肥厚，辣味稍淡。
代表品种：河北对叶葱。

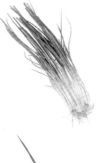

分葱
叶深绿色，葱白纯白色，分蘖力强，辣味淡。

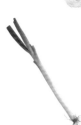

长葱白大葱
辣味浓，葱叶肥厚。
代表品种：北京高脚白。

小葱
根白、葱白是青色的，叶绿色，生吃有甜味。

168

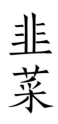

韭菜

葱蒜类蔬菜

成熟期：6~8月。
主产地：河北、辽宁。

韭菜营养调查
（以100g为例）

热量	29kcal
蛋白质	2.4g
脂肪	0.4g
碳水化合物	4.6g
膳食纤维	1.4g
维生素A	235μg
胡萝卜素	1410μg

油绿鲜嫩、香味独特

　　韭菜味道非常鲜美，还有独特的香味，可用来炒菜或做馅，是非常受我国人们喜爱的一种蔬菜。韭菜的独特辛香味是其所含的硫化物形成的，这些硫化物有一定的杀菌消炎作用，有助于人体提高自身免疫力。韭菜含有大量的维生素和粗纤维，能增进胃肠蠕动、改善肠道排泄功能，是胃肠道的"超级清道夫"。韭菜的辛辣气味有散瘀活血、行气导滞的作用，适用于跌打损伤、反胃、肠炎、吐血、胸痛等症。

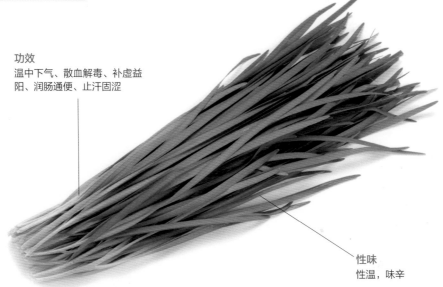

功效
温中下气、散血解毒、补虚益阳、润肠通便、止汗固涩

性味
性温，味辛

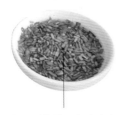

根、叶捣汁，有消炎止血、止痛的功效

膳食专家建议

1. 适宜便秘、女性产后乳汁不足、寒性体质等人群食用。

2. 韭菜辛辣，不宜多食。

3. 隔夜的熟韭菜不能吃。

4. 韭菜与虾仁配菜，能提供优质蛋白质；同时韭菜中的粗纤维可促进胃肠蠕动，保持大便通畅。

5. 韭菜性偏温热，阴虚内热、疮疡肿毒、胃热炽盛者不宜食用。

6. 扁桃体炎、中耳炎、消化不良和肠胃功能较弱的人不宜吃韭菜。

您选哪一种？

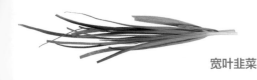

宽叶韭菜

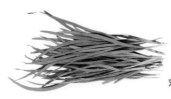

窄叶韭菜

小贴士

春季适合多吃韭菜，一来春天气候冷暖不一，多吃一些春韭可以祛阴散寒；二来春季人体肝气偏旺，影响脾胃消化吸收功能，多吃春韭可增强脾胃之气，有益肝功能。此外，女性常吃韭菜可以调经散寒，改善痛经，但是哺乳期妇女禁用，因其有回乳的作用。

［主治］	［材料］	［用法］
大便秘结	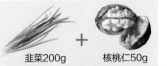 韭菜200g　＋　核桃仁50g	韭菜与核桃仁炒熟，加少量盐调味
胸脘隐痛	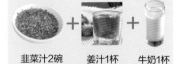 韭菜汁2碗　＋　姜汁1杯　＋　牛奶1杯	用小火煮沸，趁温缓缓咽下
噎膈反胃	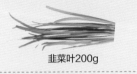 韭菜叶200g	韭菜叶用开水泡过，捣烂取汁，一日3次，每次100ml
牛皮癣	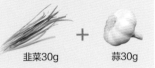 韭菜30g　＋　蒜30g	韭菜和蒜一起捣烂，烘热后擦患处

巧做韭菜花酱

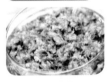

韭菜花酱是将韭菜的花蕾和其他配料研碎后腌制而成的酱料，也被称为韭花酱。

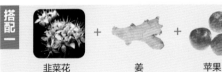

搭配一

韭菜花　＋　姜　＋　苹果

材料：
韭菜花3kg，姜100g，苹果100g，盐适量。

做法：

❶ 韭菜花加盐腌上半天，姜、苹果洗净切碎备用。

❷ 用擀面杖把腌过的韭菜花、碎姜、苹果块擀压成浆，盛在小瓦罐里，盖好罐口，置干燥阴凉处，1周后即可食用。

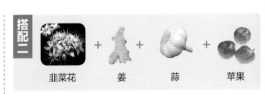

搭配二

韭菜花　＋　姜　＋　蒜　＋　苹果

材料：
韭菜花500g，蒜、姜、苹果、盐、花椒粉、熟菜油、香油各适量。

做法：

❶ 把韭菜花、蒜、姜、苹果块放在臼内，用杵捣直至细烂。

❷ 放入盐、花椒粉和熟菜油拌匀，装入无色的瓷碗内，静置半小时，待油浮在韭菜花酱上即可。

❸ 将做好的韭菜花酱密封冷藏，食用时可滴入少许香油，味道更香。

韭菜炒蛋

材料：

韭菜160g，鸡蛋3个，生油3汤匙，生粉2茶匙，清水1汤匙，鸡精1/4茶匙，香油1茶匙，胡椒粉少许。

做法：

❶ 将韭菜洗净切段，鸡蛋在碗中搅散。

❷ 生粉用水拌匀制成生粉水，将调料、韭菜、生粉水一起拌匀。

❸ 炒锅烧热，放入3汤匙生油，待油热后倒入韭菜、蛋液，快炒至凝固，装盘即可食用。

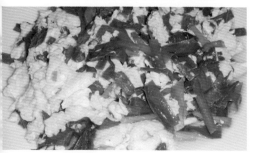

枸杞韭菜炒虾仁

材料：

枸杞子30g，虾仁50g，韭菜150g，植物油、葱花、姜末、料酒、盐、鸡精各适量。

做法：

❶ 将枸杞子洗净，放入温开水中浸泡一会，取出沥干水分；虾仁洗净；韭菜洗净后切成段。

❷ 热锅放油，大火烧至油六成热时，放入葱花、姜末煸炒出香味，放入虾仁，大火熘炒，倒入适量料酒，再放韭菜段、枸杞子翻炒片刻，将熟时放盐、鸡精，炒匀入味即可。

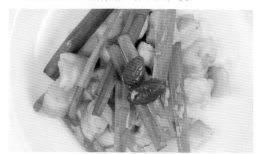

韭菜饼

材料：

韭菜100g，面粉50g，鸡蛋3个，盐、植物油、鸡精各适量。

做法：

❶ 将韭菜洗净切细；鸡蛋打入碗中搅散，搅拌至黏稠，再分多次倒入面粉、韭菜，搅匀，加入少量油、盐、鸡精拌匀。

❷ 平底锅中油至八成热时，倒入韭菜糊，迅速转动锅子，把韭菜糊尽量摊开，再用铲子将韭菜饼多次翻面，直至韭菜饼熟即可出锅。

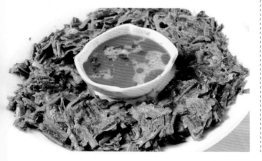

韭菜豆腐汤

材料：

韭菜100g，豆腐200g，鸡汤1碗，盐、鸡精各适量。

做法：

❶ 将韭菜洗净切碎，豆腐切成片。

❷ 将豆腐与鸡汤一起下锅炖10分钟，其间放入少量盐调味，盖上锅盖。

❸ 豆腐将熟时，放入切好的韭菜，煮沸后用少量鸡精调味即可。（注意：放入韭菜以后不要盖锅，以免韭菜变色。）

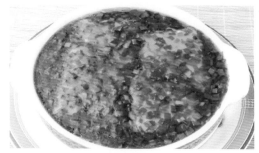

大蒜

物美价廉的天然抗生素

　　大蒜属于辛辣食物，有刺激性气味，既可生食，又可调味，亦可入药，被誉为"天然抗生素"。印度医学创始人查拉克说："大蒜除了讨厌的气味之外，实际价值比黄金还高。"俄罗斯医学家称大蒜是土里长出的青霉素。大蒜的保健功效特别多，使它成为《时代周刊》十大最佳营养食品之一。大蒜按皮色不同可分为紫皮大蒜和白皮大蒜两种。

成熟期：3~10月。

主产地：山东、新疆、河南、上海、安徽。

大蒜营养调查（以100g为例）

热量	128kcal
蛋白质	4.5g
脂肪	0.2g
碳水化合物	27.6g
膳食纤维	1.1g
维生素A	5μg
胡萝卜素	30μg

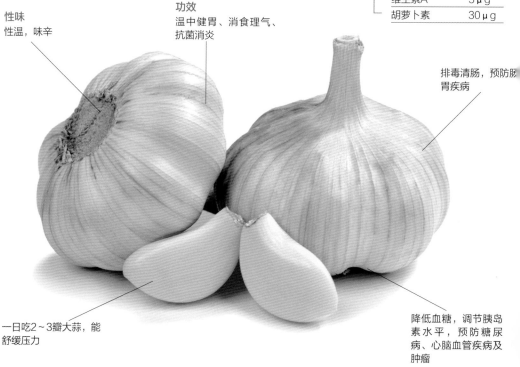

性味
性温，味辛

功效
温中健胃、消食理气、抗菌消炎

排毒清肠，预防肠胃疾病

一日吃2~3瓣大蒜，能舒缓压力

降低血糖，调节胰岛素水平，预防糖尿病、心脑血管疾病及肿瘤

您选哪一种？

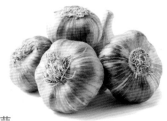

紫皮大蒜

蒜瓣少而大，辛辣味浓，多分布在华北、西北与东北等地区。

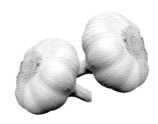

白皮大蒜

蒜瓣外皮呈白色，辣味淡。白皮蒜有大白皮和狗牙蒜两种，前者蒜头大，瓣均匀；后者蒜瓣大小不均，每头蒜的蒜瓣多达20~30瓣。

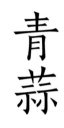

成熟期： 7~10月和12月~次年2月。

主产地： 陕西、黑龙江、吉林。

青蒜营养调查
（以100g为例）

热量	34kcal
蛋白质	2.4g
脂肪	0.3g
碳水化合物	6.2g
膳食纤维	1.7g
维生素A	98μg
胡萝卜素	590μg
维生素B_1	0.06mg
维生素B_2	0.04mg
维生素C	16mg

营养丰富的青色蒜苗

青蒜是大蒜青绿色的幼苗，以其柔嫩的蒜叶供食用。青蒜叶色鲜绿，不黄不烂，毛根白色不枯萎，而且辣味较浓。青蒜含有蛋白质、胡萝卜素、维生素B_1、维生素B_2等营养成分。它的辣味主要来自于其含有的辣素，这种辣素不仅有醒脾气、消积食的作用，还有良好的杀菌、抑菌作用，能有效预防流感、肠炎等因环境污染引起的疾病。

青蒜

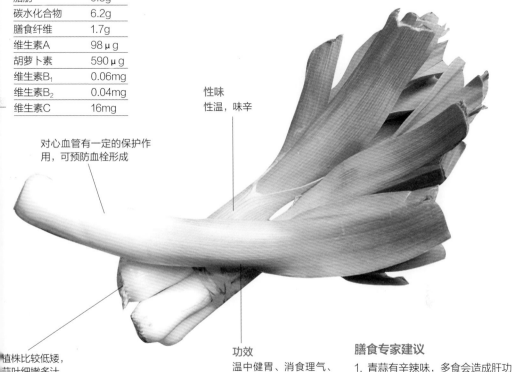

对心血管有一定的保护作用，可预防血栓形成

性味
性温，味辛

植株比较低矮，蒜叶细嫩多汁

功效
温中健胃、消食理气、抗炎杀菌

膳食专家建议

1. 青蒜有辛辣味，多食会造成肝功能障碍，还会影响视力。
2. 癌症患者可以多食。

营养翻番的食用法则

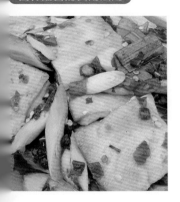

青蒜烧豆腐

材料：
豆腐250g，青蒜100g，猪瘦肉50g，植物油20ml，酱油2ml，白糖3g，香油3ml，淀粉5g，高汤适量。

做法：
① 将青蒜清洗干净后切斜段，蒜白与蒜青分开备用。

② 猪瘦肉洗净切碎，豆腐切方块。

③ 锅中倒入植物油，将肉炒松，再放入青蒜白炒香。

④ 放进切好的豆腐块及高汤、酱油、白糖、香油，先用大火煮开，再改用小火煮约5分钟。

⑤ 放入蒜青，最后用淀粉和水勾芡即可。

| 英文名：**Onion** | 别名：葱头　科属：百合科，葱属 |

洋葱

杀菌降压的菜中皇后

我国是洋葱产量最大的四个国家之一。洋葱供食用的部位为鳞茎，即葱头，根据皮色可分为白皮、黄皮和红皮三种。洋葱有浓烈的辛辣香气，经常食用可起到发散风寒、扩张血管、杀菌、降血压、降血糖、促进消化、提神、抗癌、抗衰老、防治骨质疏松症、预防感冒、利尿、抑制口腔溃疡、分解脂肪等作用，在国外被誉为"菜中皇后"。

成熟期：3~10月。
主产地：甘肃、山东、内蒙古、新疆。

洋葱营养调查（以100g为例）

热量	40kcal
蛋白质	1.1g
脂肪	0.2g
碳水化合物	9g
膳食纤维	0.9g
维生素A	3μg
胡萝卜素	20μg

功效
清热化痰、抗菌消炎、健脾、降脂、解毒杀虫

性味
性温，味辛

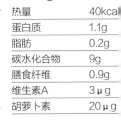

挑选洋葱小窍门

1. 捏。洋葱表皮越干越好，包卷度愈紧密的愈好。
2. 看。透明表皮中带有茶色纹理的最好。
3. 挑。选择没有开口且没有发芽的洋葱。

巧切洋葱小妙招

切洋葱时特别容易刺激眼睛，使眼睛流泪不止，有两个简单的方法能解决这个问题。

1. 切洋葱之前，把洋葱放在冷水里浸一会儿，把刀也浸湿，再切洋葱就不会刺激眼睛了。
2. 把洋葱先放在冰箱里冷冻一会儿，然后再拿出来切，也不会刺激眼睛。

膳食专家建议

1. 洋葱特别适宜高血压、高脂血症、动脉硬化、糖尿病、癌症、肠炎、痢疾患者及消化不良者食用。
2. 凡患有皮肤瘙痒性疾病、眼疾、胃病、肺炎者少吃洋葱。由于洋葱辛温，热病患者应慎食。
3. 洋葱所含的香辣味对眼睛有刺激作用，患有眼疾、眼部充血者不宜切洋葱。

您选哪一种？

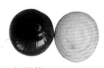

红皮洋葱
代表品种：河北紫皮洋葱
每株形成1个鳞茎，鳞茎呈圆形或扁圆形，紫红或粉红色，辛辣味强。

黄皮洋葱
代表品种：北京黄皮葱头
每株形成1个鳞茎，鳞茎呈扁圆或椭圆形，铜黄或淡黄色，辛辣味一般。

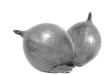

分蘖洋葱
代表品种：毛葱
每株形成10个以上鳞茎，鳞茎大小不规则，呈铜黄色。

红葱
代表品种：内蒙古楼子葱
一般每株生3~4个，最高7~8个。外形像大葱，有葱白，葱白长15~30cm。

洋葱炖乳鸽

材料:

乳鸽500g,洋葱250g,植物油、姜、白糖、酱油、胡椒粉、盐、鸡精各适量。

做法:

❶ 将乳鸽去毛洗净后切成小块,洋葱洗净切成小片。

❷ 锅中加油烧热,下洋葱片爆炒至出味。

❸ 放入乳鸽翻炒均匀,加高汤用小火炖20分钟,再放白糖、酱油、姜末、胡椒粉、盐、鸡精炖至入味即可出锅。

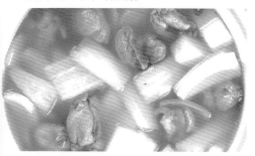

炸洋葱

材料:

洋葱400g,菠菜叶80g,面粉80g,面包渣100g,樱桃10粒,鸡蛋2个,植物油、香菜各适量。

做法:

❶ 将菠菜叶炸成菜松;鸡蛋打入碗中搅匀;将洋葱切片后蘸匀蛋糊,再蘸上面包渣。

❷ 将蘸好面包渣的洋葱逐个放入五成热的油中炸,炸至金黄色装盘。

❸ 用菠菜松、香菜、樱桃围边即成。

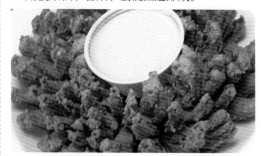

法式洋葱汤

材料:

洋葱200g,白葡萄酒1杯,面包片4片,黄油、面粉、温水、盐、胡椒粉、干酪各适量。

做法:

❶ 将黄油放入炖锅熔化,再放入洋葱,用中火加热5分钟。洋葱变软时撒入面粉并搅拌均匀。

❷ 再加热5分钟后,倒入葡萄酒、温水、盐和胡椒粉,并用小火加热15~20分钟。

❸ 把汤盛在有盖的汤盘里,在上面加上薄面包片,再在薄面包片上撒上磨好的干酪,放进烤箱里烘焙几分钟即可。

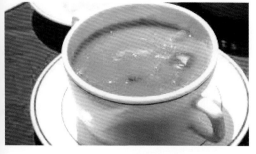

洋葱啤酒鸭

材料:

鸭半只,小洋葱10个(或大洋葱2个),八角1粒,啤酒1罐,葱2根,辣椒1个,植物油、姜片各适量。

做法:

❶ 将鸭肉切块,先入沸水中焯烫,再将焯变色的鸭肉,捞出,沥干水分。

❷ 葱切段,辣椒切末,洋葱切丝。将葱段、辣椒、八角与姜片用油爆香,倒入啤酒,再放进鸭肉及洋葱,中火熬煮至汤汁稍干即可起锅。

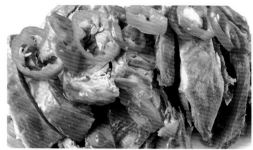

韭黄

不含叶绿素的韭菜苗

　　韭菜隔绝光线生长，不能合成叶绿素，就会变成黄色，成为韭黄。韭黄因缺少叶绿素，营养价值低于韭菜。韭黄的种子和叶均可入药，有健胃、提神、补肾助阳、固精等功效。

成熟期：4~8月。
主产地：山东。

韭黄营养调查（以100g为例）

热量	24kcal
蛋白质	2.3g
脂肪	0.2g
碳水化合物	3.9g
膳食纤维	1.2g
维生素A	43μg
胡萝卜素	260μg

性味
性温，味辛

功效
温中行气、散寒解表、提神醒脑、止汗固涩、补肾助阳

膳食专家建议

1. 适宜便秘和寒性体质的人食用。
2. 多食韭黄会上火且不易消化，因此阴虚火旺、有眼病或胃肠虚弱的人不宜多食。

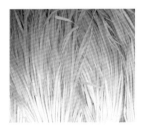

韭黄变绿后能食用吗？

　　韭黄变绿后是可以食用的。韭黄在见不到阳光的温室中栽培，由于见不到阳光，韭黄叶里的叶绿素减少，叶黄素显现出来，因此叶子是黄色的。存放一段时间，见光后就会慢慢变绿，但其营养成分不变。

韭黄存放面面观

　　蒜黄、韭黄和韭菜都是不容易保存的蔬菜，放在冰箱中冷藏会影响冰箱里其他食物的味道，只有清水浸泡法和菜叶包裹法，才能防止水分流失，并使其不易腐烂。

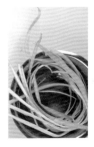

清水浸泡法

1.将新鲜的韭黄码放整齐。
2.用绳子将码好的韭黄捆好。
3.把韭黄的根部朝下放在清水盆中浸泡。
用这种方法可以使韭黄保鲜3~5天。

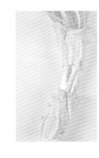

菜叶包裹法

1.将新鲜的韭黄整理好后用绳子捆住。
2.用大白菜叶把韭黄包裹在里面，放在阴凉处。
用这种方法可以使新鲜的韭黄存放3~5天。

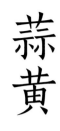

成熟期：12月~次年5月。
主产地：山东。

药用价值极高的大蒜苗

　　蒜黄即大蒜幼苗，叶嫩黄色，基部嫩白，富有清香味，辣味不浓，是用大蒜蒜瓣在不受日光的照射和适当的温度、湿度条件下培育出来的黄色蒜叶。蒜黄中所含的大蒜素能杀菌防腐，可以减少体内病菌感染；配糖体能降血脂抗凝结，可有效防治心脏病、预防和治疗冠状动脉血栓；微量元素硒可以抗衰老、保护细胞膜结构功能，因此，蒜黄是杀菌、抗癌、降血脂、抗衰老的天然保健食品。

蒜黄营养调查
（以100g为例）

热量	24kcal
蛋白质	2.5g
脂肪	0.2g
碳水化合物	3.8g
膳食纤维	1.4g
维生素A	47μg
胡萝卜素	280μg

功效
降脂抗衰、杀菌抗炎、
消食除胀、通便排便

性味
性温，味辛

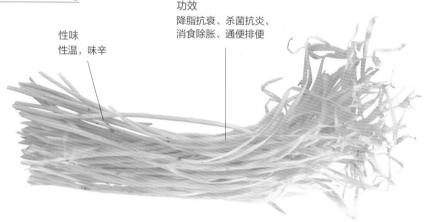

营养翻番的食用法则

蒜黄炒蛋

材料：
蒜黄150g，鸡蛋5个，食用油、盐、鸡精各适量。

做法：
① 将鸡蛋打入碗中，加盐搅拌均匀；蒜黄洗净切段。
② 锅放油烧至六成热，倒入鸡蛋，用勺快速搅碎炒至半熟，再放入蒜黄段一起翻炒。
③ 蒜黄炒熟，加少许盐和鸡精调味即可。

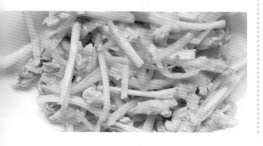

蒜黄炒肉丝

材料：
蒜黄200g，猪瘦肉100g，食用油、蒜蓉、红辣椒、盐、生抽、胡椒粉各适量。

做法：
① 将猪瘦肉切丝；蒜黄洗净切段，将蒜黄头跟蒜黄尾分开。
② 锅内烧热油，放入肉丝煸熟后盛出。
③ 炒锅再添油，爆香蒜蓉和红辣椒，倒入蒜黄头翻炒几次，再放入炒好的肉丝和蒜黄尾，炒至蒜黄变软，加调料炒匀即可。

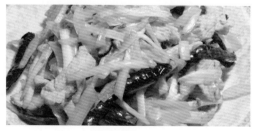

蒜薹

营养全面的保健蔬菜

蒜薹含有大量对人体有益的营养成分，其中的大蒜素、大蒜新素可以抑制金黄色葡萄球菌、链球菌、痢疾杆菌、大肠杆菌、霍乱弧菌等细菌的生长繁殖；粗纤维可预防便秘；丰富的维生素C能降血脂、预防动脉硬化、防止血栓形成、保护肝脏、预防癌症；辣素杀菌能力强，能够预防流行性感冒，防止伤口感染。

成熟期：4～8月。
主产地：山东。

蒜薹营养调查
（以100g为例）

热量	66kcal
蛋白质	2g
脂肪	0.1g
碳水化合物	15.4g
膳食纤维	2.5g
维生素A	80μg
胡萝卜素	480μg

性味
性温，味辛

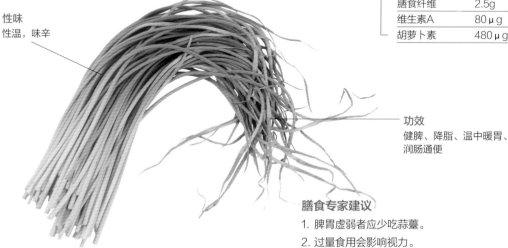

功效
健脾、降脂、温中暖胃、润肠通便

膳食专家建议
1. 脾胃虚弱者应少吃蒜薹。
2. 过量食用会影响视力。
3. 肝病患者过量食用，会造成肝功能障碍。

营养翻番的食用法则

蒜薹炒肉

材料：
五花肉250g，蒜薹150g，尖椒2个，植物油、料酒、生抽、白糖、嫩肉粉、盐各适量。

做法：
❶ 将五花肉洗净，切薄片，用料酒、生抽、白糖和嫩肉粉拌匀；蒜薹洗净，切段；辣椒切开，去子，切粗丝。
❷ 油锅烧热，放入肉片爆炒至肉变色时放入蒜薹，加盐翻炒均匀。蒜薹将熟时，放入辣椒丝，将蒜薹炒熟即可。

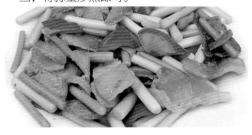

蒜薹腊肉

材料：
蒜薹1000g，熟腊肉100g，香油75ml、盐、姜末、蒜末各适量。

做法：
❶ 将蒜薹切长段，用清水洗净沥干；腊肉洗净，切薄片。
❷ 炒锅置大火上，放入香油烧热，下姜末、蒜末炒香，再放入腊肉和蒜薹煸炒。
❸ 待蒜薹将熟时，加盐翻炒至熟即可。

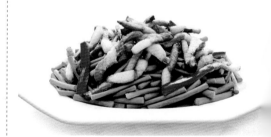

成熟期：12月~次年5月。
主产地：山东、江苏、河南。

韭薹营养调查
（以100g为例）

热量	37kcal
蛋白质	2.2g
脂肪	0.1g
碳水化合物	7.8g
膳食纤维	1.9g
维生素A	80μg
胡萝卜素	480μg

药食两用的美味佳蔬

　　韭薹为韭菜生长到一定阶段时在中央部分生出的细长的茎，顶上开花结实，嫩的可以当菜吃。韭薹含大量维生素A原，可润肺、护肤、防治风寒感冒及夜盲症。韭薹具有补肾助阳、温中降逆、补中益肝、活血化瘀、通络止血等作用，适用于阳痿、遗精、早泄、噎膈、反胃、白带多、胸胁痛等症。

性味
性温，味辛

韭薹

葱蒜类蔬菜

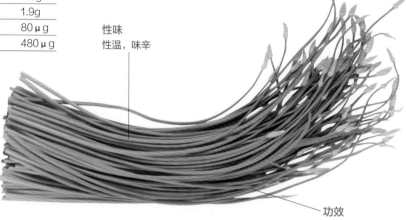

功效
温中开胃、行气活血、
补肾助阳、通络止血、
补中益肝

营养翻番的食用法则

韭薹炒蛏子

材料：
蛏子300g，韭薹300g，植物油、酱油、姜丝、白糖、盐各适量。

做法：
❶ 将蛏子置盐水中浸泡半天，待蛏子中的沙子吐净后，把蛏背部的线割断；韭薹切段，备用。
❷ 锅中热油，下姜丝炒香，再下蛏子翻炒。
❸ 放入韭薹继续翻炒，至韭薹将熟，放入其余调味料，翻炒均匀即可。

韭薹爆炒鱿鱼花

材料：
鱿鱼花200g，韭薹300g，植物油、姜片、干辣椒、老抽、五香粉、盐各适量。

做法：
❶ 先将鱿鱼花焯水，干辣椒掰成几段。
❷ 锅中油烧热，倒入姜片和干辣椒段炒香，再倒入韭薹和鱿鱼花翻炒均匀。
❸ 倒入老抽调色，撒上少量的五香粉、盐，翻炒均匀即可。

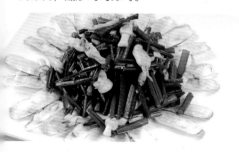

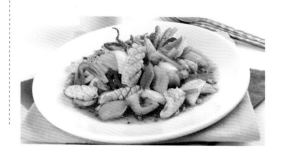

葱蒜类蔬菜的室内栽培

第一步 选材	蒜瓣	选择完整新鲜的大蒜，每瓣蒜剥去蒜皮。
第二步 播种	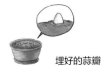 埋好的蒜瓣	将蒜的头部埋入土中，土埋到蒜瓣的1/3处。
第三步 食用	蒜苗	可以只吃蒜苗，过阵子又会长出新苗。

室内栽培之大葱播种篇

第一步 选种	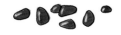 葱的种子	选择种子时，要选粒大饱满、无发霉、无虫蛀，种子表面光滑、有光泽的新种子。葱的种子放嘴里嚼会尝到葱味。
第二步 消毒	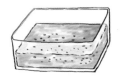 浸泡中的葱种子	葱蒜类蔬菜的种子极易吸附多种病菌，所以买到种子以后一定要进行消毒处理，以保证种子的出苗率和蔬菜苗的生长率都是上等的。 将葱的种子放入300倍的40%福尔马林稀释液中浸泡3小时，浸后用清水将种子洗干净，晾干后即可播种。
第三步 选土	 优质土壤	选择颗粒小、质地均匀、疏松透气的农家菜园表土、腐叶土或是在正规商店买到的培养土，南方也可以选择晒干的塘泥。
第四步 播种	指坑放种子	先将食指插入一指节深的土中，形成一指坑，然后将1粒或2粒蔬菜种子放入指坑中，再盖上土。根据花盆等栽种容器的大小决定指坑数多少。
第五步 浇水	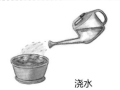 浇水	播种以后的第一次浇水一定要浇透。一般而言，陶制和木制容器比塑料容器排水快，需要多浇水。

室内栽培之容器篇

质地坚固、空间大、有大小适宜的排水通道的容器都可以栽培蔬菜，例如花盆、花槽、塑料盆、木箱、铝皮箱、坛子、轮胎等。

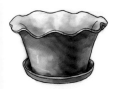

不要放在窗边，因为塑料容器轻，容易被风吹倒，而且经长期日晒后极易碎裂。

塑料容器

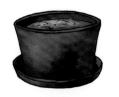

黑色吸热，会损害蔬菜的根。如果家中只有黑色容器，可以在黑色容器上涂一层颜色较浅的漆或把容器遮起来。

黑色容器

不要用经过高压处理的木质容器，因为这种木质含有有毒物质。自制木质容器，可选用抗腐蚀的木质，如松木、杉木。

木制容器

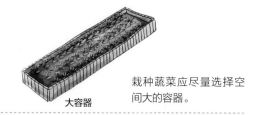

栽种蔬菜应尽量选择空间大的容器。

大容器

室内栽培之成长篇

适宜的温度、充足的水分和氧气是种子萌发的三要素。要将容器放在较温暖、通风良好的地方，并适当浇水（葱蒜类蔬菜一日浇1次水即可）。

种子发芽后至蔬菜成熟，需要适当施肥（推荐有机肥）。栽培过程中主要的问题如表所示：

[症状]	[病因]	[措施]
菜苗从底部开始发黄、打蔫	浇水过多，肥力不足	减少浇水次数，检查容器排水是否良好；增加有机肥中的养分含量
浇水充分，但菜苗仍然打蔫	排水和通风不良	增加容器的排水孔，提高有机肥中的有机物含量
菜叶的叶边发蔫	营养液中盐含量过高	定期用自来水清洗容器
菜苗生长缓慢，颜色日趋变淡	温度过低，营养液中磷酸盐含量过低	将容器放到较暖和的地方或夜间用塑料袋罩住菜苗为菜苗保温；增加有机肥中的磷酸盐含量
菜叶扭曲生长或缺边	虫害	喷杀虫剂
菜叶上有黄斑、枯斑或锈斑	病害	去掉患病部位，喷杀菌剂

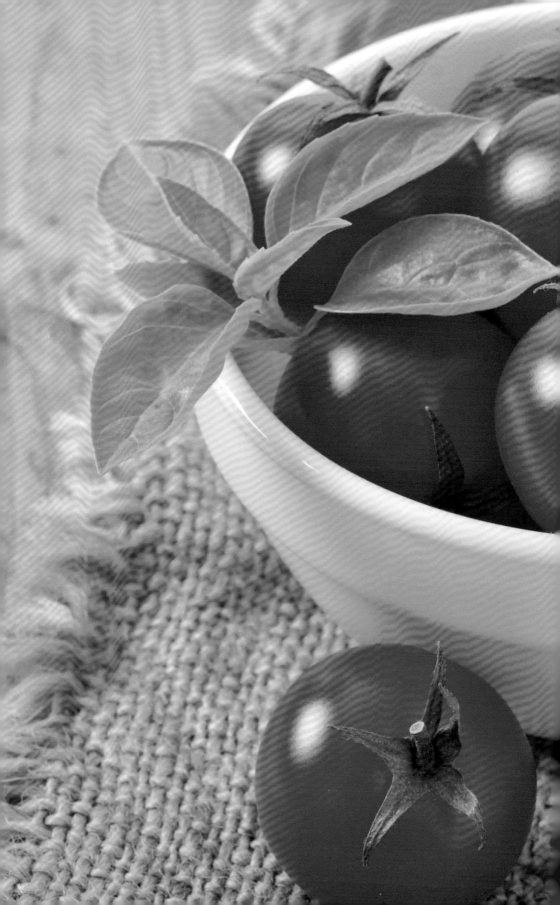

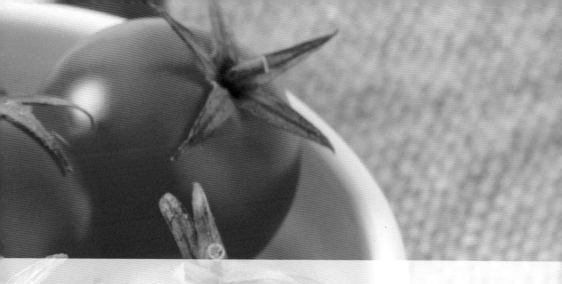

第九章

水生蔬菜、野生蔬菜和茄果类蔬菜

中国水生蔬菜主要有藕、茭白、慈姑、荸荠、水芹、菱角、芡、莼菜、蒲菜和豆瓣菜，除了豆瓣菜的主要品种来源于欧洲外，其他水生蔬菜均为中国原产，栽培历史达2000年以上。茄果类蔬菜主要包括西红柿、茄子及辣椒三种。野生蔬菜有桔梗、蒲公英、小根蒜、蕨菜、苣荬菜和马齿苋，是营养最为丰富的一类蔬菜。古时候，野生蔬菜大多只被当作药材，发展至今，野生蔬菜的行列日益壮大，在餐桌上也占有比较重要的位置，全国大部分地区都在进行野生蔬菜的人工栽培。

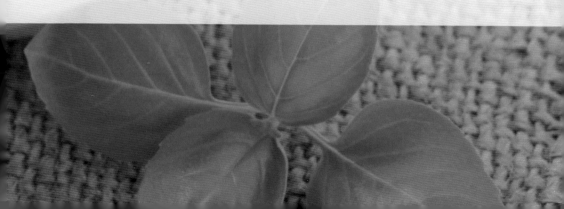

海带

著名的海生碱性蔬菜

海带是褐藻的一种，形状像带子，生长在海底的岩石上，含碘量高，有"碱性食物之冠""长寿菜""海上之蔬"的美誉。海带主要是自然生长，也有人工养殖，多以干制品行销于市，以色褐、体短、质细而肥厚者为佳。海带有消痰软坚、泄热利水、散结抗癌、止咳平喘、消脂降压的功效，对疝气下坠、咳喘、水肿、高血压、冠心病、肥胖等有很好的食疗功效。

成熟期：5~7月。
主产地：辽宁、山东、江苏。

海带营养调查
（以100g为例）

热量	13kcal
蛋白质	1.2g
脂肪	0.1g
碳水化合物	2.1g
钾	246mg
维生素E	1.85mg

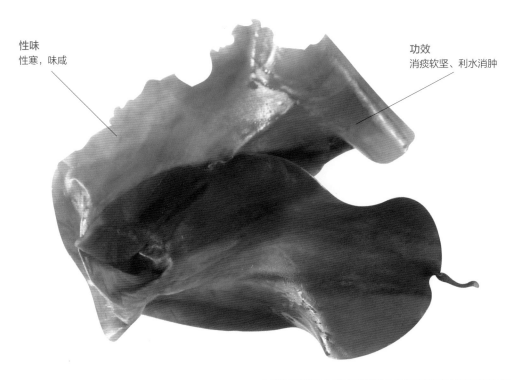

性味
性寒，味咸

功效
消痰软坚、利水消肿

膳食专家建议

1. 海带适宜缺碘性甲状腺肿大、高脂血症、高血压、骨质疏松、营养不良性贫血及头发稀疏者多食。
2. 气血不足、肝硬化腹水和神经衰弱者尤宜食用。
3. 脾胃虚寒者要忌食。
4. 孕妇与哺乳期女性不可过量食用海带。

挑选海带小窍门

优质的海带，质厚实，形状宽长，身干燥、色浓黑褐或深绿，边缘无碎裂或黄化现象。

烹饪小贴士

海带是一种味道可口的食品，既可凉拌，又可做汤。为了保存，由海中捞出后晒干，食用前再清洗干净，然后浸泡2~3小时，中间换几次水。为保证海带鲜嫩可口，可用清水煮约15分钟，但时间不宜过久。

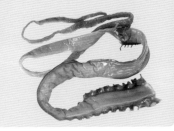

小贴士

海带性寒，脾胃虚寒者忌食。此外，海带中含有一定量的砷，砷摄入过多可引起中毒。因此，食用海带前应先用水漂洗，使砷溶于水，要浸泡24小时并多次换水。

［主治］	［材料］	［用法］
皮肤湿毒、瘙痒	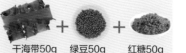 干海带50g ＋ 绿豆50g ＋ 红糖50g	三者用水煮服，一日1次
暑热、高血压、高脂血症	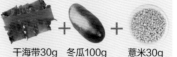 干海带30g ＋ 冬瓜100g ＋ 薏米30g	同煮汤，加适量白糖食用，一日1次
慢性咽炎	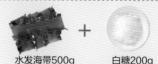 水发海带500g ＋ 白糖200g	煮熟的海带切小片，加白糖腌渍拌匀
肝火头痛、眼结膜炎	干海带20g ＋ 草决明30g	水煎，吃海带饮汤，一日2次

营养翻番的食用法则

凉拌海带丝

材料：

水发海带丝300g，食用油、白醋、盐、白糖、辣椒粉、芝麻各适量。

做法：

将海带丝洗净，用水焯熟，冷却后捞出备用。用辣椒粉、芝麻和其余调味料制成调味汁，油爆香浇到海带上。

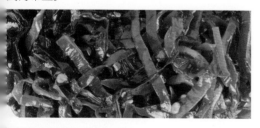

西红柿海带汁

材料：

水发海带150g，西红柿2个，柠檬半个。

做法：

将海带切成片，西红柿切成块，柠檬切片。三者放入果汁机中搅打2分钟，滤掉果菜渣，将汁倒入杯中加入冰糖即可。

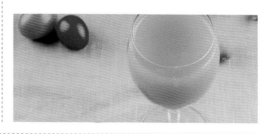

冬瓜排骨海带汤

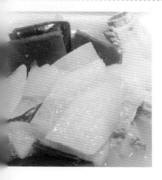

材料：

冬瓜200g，猪排骨500g，水发海带200g，葱、姜、盐、料酒各适量。

做法：

❶ 将猪排骨洗净切好，然后放入烧开的清水中焯3分钟；冬瓜洗净切片；海带洗净切片；葱洗净切段；姜洗净切片。

❷ 锅中放入冷水，倒入焯过的猪排骨，加葱段、姜片、盐、料酒，小火烧40分钟到1小时。

❸ 加入冬瓜和海带共煮。

❹ 盖上盖子，大火烧开，再小火烧20分钟，冬瓜颜色变透明，撒点葱末即可。

慈姑

营养丰富的水生蔬菜

　　慈姑也是淡水植物，叶似箭头，有肉质球茎，可食。慈姑性微寒味甘，能生津润肺、补中益气，对劳伤、咳喘等症有独特疗效。慈姑营养价值较高，对人体机能有调节、促进作用。

成熟期：10月~次年2月。
主产地：广西、云南。

慈姑营养调查
（以100g为例）

热量	97kcal
蛋白质	4.6g
脂肪	0.2g
碳水化合物	19.9g
膳食纤维	1.4g
磷	157mg
钾	707mg

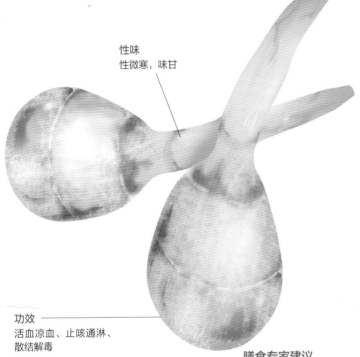

性味
性微寒，味甘

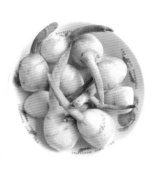

功效
活血凉血、止咳通淋、
散结解毒

膳食专家建议

1. 习惯性便秘、泌尿系统结石、咳嗽痰中带血、贫血、营养不良性水肿、脚气病、神经炎等患者宜食慈姑。
2. 妇女妊娠期和产后不宜食慈姑。

营养翻番的食用法则

拔丝慈姑

材料：
慈姑400g，芝麻10g，鸡蛋清80g，白糖100g，植物油40ml，干淀粉20g。

做法：
❶ 将慈姑去皮切块。
❷ 鸡蛋清放入适量干淀粉和水搅糊，将慈姑块放入糊中挂芡，再逐块蘸上干淀粉备用。

❸ 将慈姑块放入油锅中炸至金黄色时，用漏勺捞出，油锅仍用小火保温。
❹ 另起净锅，加少量油、白糖及清水，用小火熬至糖水将要拔出丝时，迅速把慈姑再投入原保温油锅内复炸，随即用漏勺捞起，倒入熬糖水的锅内，迅速翻拌，边翻拌边均匀地撒上芝麻，装入涂过油的盘子内即可。

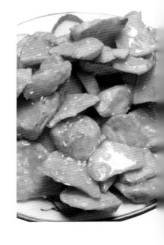

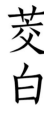

成熟期： 8~10月。
主产地： 江苏、浙江、上海。

茭白营养调查
（以100g为例）

热量	26kcal
蛋白质	1.2g
脂肪	0.2g
碳水化合物	5.9g
膳食纤维	1.9g
钾	209mg

清热解毒的江南名菜

茭白可食用部分是地下嫩茎，质地鲜嫩，味道甘实，被视为蔬菜中的佳品，并与莼菜、鲈鱼并称为"江南三大名菜"。茭白有解热毒、除烦渴、利二便的功效，可用于解酒和水肿、黄疸的辅助治疗。

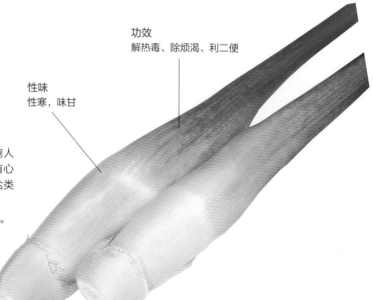

功效
解热毒、除烦渴、利二便

性味
性寒，味甘

膳食专家建议

1. 茭白含有较多的草酸，会影响人体对钙质的吸收，因此，患有心脏病、尿路结石或尿中草酸盐类结晶较多的人不宜多食。
2. 茭白与豆腐同食，易形成结石。

水生蔬菜、野生蔬菜和茄果类蔬菜

养生有方

小贴士

茭白适用于炒、烧等烹调方法，或做配料和馅心。茭白以春、夏季的质量最佳。如茭白出现黑心，则说明品质粗老，不宜食用。

［主治］	［材料］	［用法］
热病烦渴、小便不利	茭白200g + 白菜250g	二者切碎煮汤，调味后饮汤吃菜
饮酒过度	茭白250g + 鲫鱼500g	二者切块加水煮至鱼烂，调味食用
食欲不振、口淡	茭白400g + 红辣椒适量	二者一同炒食
催乳	茭白30g + 通草10g + 猪蹄500g	三者一起炖食

藕

出淤泥而不染的营养佳品

　　藕是人们较常食用的一种蔬菜，其主要成分为碳水化合物和蛋白质，矿物质含量较少，但维生素C含量丰富。既能生食，又能熟食。生藕性凉，可消瘀凉血、清烦热、止呕渴，适用于烦渴、酒醉、咯血、吐血等症。熟藕，其色由白变紫，有养胃滋阴、健脾益气的功效，是一种很好的食补佳品。

成熟期：9月~次年5月。
主产地：江苏、山东。

藕营养调查
（以100g为例）

热量	73kcal
蛋白质	1.9g
脂肪	0.2g
碳水化合物	16.4g
膳食纤维	1.2g
维生素C	44mg
钾	243mg

性味
性凉，味甘（生）

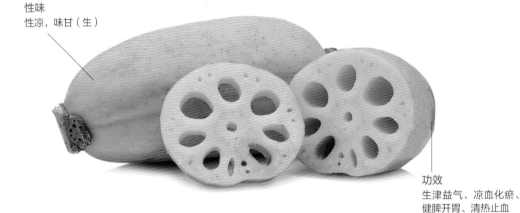

功效
生津益气、凉血化瘀、健脾开胃、清热止血

挑选藕小窍门

　　选购莲藕时，要选择切口处水嫩新鲜，表面有光泽、无伤痕、无褐变现象的。如果藕孔中带红或出现茶色黏液，就表示已不新鲜。

养生有方

小贴士

　　藕既可当水果，又可作蔬菜。藕有消热渴、散瘀血、生肌肤的功效，对动脉硬化、高血压、胃溃疡、便秘、感冒等症都有很好的辅助疗效。

［主治］	［材料］	［用法］
中暑	鲜藕250g	鲜藕洗净切片，加糖煲汤代茶饮
白带	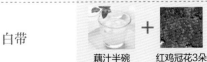 藕汁半碗 ＋ 红鸡冠花3朵	水煎，调红糖服用，一日2次

藕的营养

1. 藕中的维生素C可以与蛋白质一起发挥效用，能促进骨胶原的合成，起到强健黏膜的作用。
2. 藕中含有丰富的膳食纤维，能够有效促进肠胃蠕动，还含有维生素B_{12}，可以预防贫血、增强肠胃功能。
3. 藕切开，过段时间切口处就会产生褐变，这是藕含有丹宁的缘故。丹宁有消炎和收敛的作用。
4. 藕节含有鞣质，有较好的收敛作用，对血小板减少性紫癜有一定疗效，是著名的止血药。

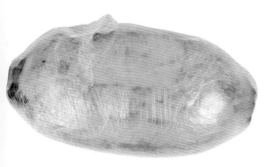

蔬菜存放面面观

1. **短期保存**。用保鲜膜包好，放在冰箱或阴凉处。
2. **长期保存**。洗去鲜藕表面泥土，竖直（根朝下）放入水缸或水桶内，用清水淹没，隔几天换1次水。

营养翻番的食用法则

莲藕苹果柠檬汁

材料：
莲藕150g，苹果1个，柠檬半个。

做法：
❶ 将莲藕洗干净，切成小块；将苹果洗干净，去掉外皮，切成小块；将柠檬切成小片。
❷ 将准备好的材料放入榨汁机内榨成汁即可。

功效：
干燥的季节，喝上一杯酸爽的莲藕苹果柠檬汁，不仅可以给您带来一丝清爽，还能改善因感冒引起的发烧、喉咙痛等症状。

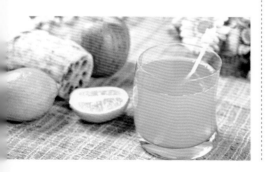

蜜汁糯米藕

材料：
莲藕、糯米、白糖、冰糖、红糖各适量。

做法：
❶ 糯米提前一天浸泡，淘洗后沥干，与白糖拌匀。
❷ 莲藕带皮，距顶端大约2cm处切开。
❸ 往藕孔中填入糯米，多次用手敲藕身，并用筷子往里捅，使塞入的糯米紧实，再盖上切下的部分，用牙签固定。
❹ 把藕和冰糖、红糖一起放入高压锅，水没过莲藕，高压锅上气后继续烧25～30分钟，取出放凉，去皮切片即可食用。

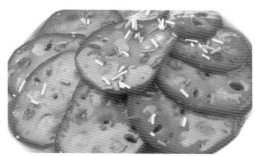

| 英文名：Water chestnuts | | 别名：马蹄、地栗　科属：莎草科，荸荠属 |

荸荠

地下雪梨，江南人参

荸荠在我国已有2000多年的栽培历史，因其肉质洁白、味甜多汁、清脆可口，自古便有"地下雪梨"之称，我国北方更是誉其为"江南人参"。荸荠对于咽喉肿痛、口腔炎、高血压、肺热咳嗽、痔疮出血等病症有很好的疗效。

成熟期：11月~次年3月。
主产地：安徽、江苏、浙江、广东、湖南。

荸荠营养调查
（以100g为例）

热量	61kcal
蛋白质	1.2g
碳水化合物	14.2g
维生素C	7mg
钾	306mg
磷	44mg

性味
性寒，味甘

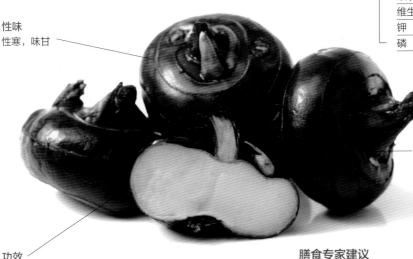

荸荠皮色紫黑，球茎扁圆，表面平滑，老熟后呈深栗壳色或枣红色

功效
生津润肺、化痰利肠、通淋利尿、凉血化湿、消食除胀

膳食专家建议
　　荸荠适宜儿童和发热、咽喉干痛、咳嗽多痰、消化不良、大小便不利及癌症等患者食用。小儿消化力弱者和脾胃虚寒者应忌食。

养生有方

小贴士
　　荸荠生长在泥中，外皮和内部都有可能附着较多的细菌和寄生虫，因此，一定要洗净煮透方可食用，不宜生食。荸荠在熟食中多用于做配料，也可用于炒、烧或做馅。

[主治]	[材料]	[用法]
大便下血	鲜荸荠60g	捣汁加米酒1杯烧热，空腹饮用
咽喉肿痛	鲜荸荠适量	捣汁冷服，每次125g
流行性感冒	鲜荸荠250g ＋ 甘蔗1根	二者同入锅煮熟后食用
咳嗽痰多	鲜荸荠120g ＋ 白萝卜250g ＋ 麦冬50g	鲜荸荠与白萝卜捣汁，加麦冬，煎汤服

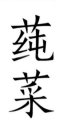

莼菜

成熟期：4月下旬~10月下旬。
主产地：江苏、浙江、湖北、重庆。

药食两用的珍贵野菜

　　莼菜为珍贵蔬菜之一，国家一级重点保护野生植物。一般采其尚未露出水面的嫩叶食用，鲜美滑嫩。莼菜含有丰富的胶原蛋白、碳水化合物和多种维生素、矿物质，对于热痢、黄疸、痈肿、疔疮等病症都有很好的疗效。

莼菜营养调查
（以100g为例）

热量	21kcal
蛋白质	1.4g
碳水化合物	3.8g
维生素A	55μg
胡萝卜素	330μg
钙	42mg

性味
性寒，味甘

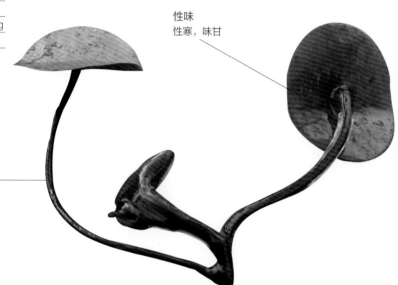

功效
清热利水、消肿解毒、益智健体

水生蔬菜、野生蔬菜和茄果类蔬菜

膳食专家建议

　　适用于慢性胃炎、胃溃疡、高血压、痈疽疔肿等患者食用。但是，莼菜性寒而滑，多食易伤脾胃，损毛发，故不宜多食。

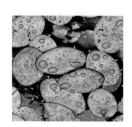

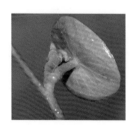

营养翻番的食用法则

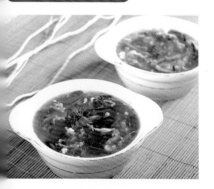

鸡丝莼菜汤

材料：
鸡胸肉100g，莼菜100g，鸡蛋50g，淀粉5g，盐、鸡精、料酒各适量。

做法：
❶ 先将鸡胸肉洗净，切成约7cm长丝，加蛋清、盐、淀粉调浆。
❷ 莼菜去杂质，清水洗净。
❸ 把莼菜、鸡丝分别放沸水中焯熟，捞出。
❹ 锅内放清汤，加盐、鸡精调味，大火烧沸，撇沫，倒入鸡丝、莼菜煮熟，即可食用。

苣荬菜

良菜苦口利于身

　　苣荬菜，主要分布于我国西北、华北、东北等地区，生于荒山坡地、海滩、路旁。近年来，苣荬菜的保健功能越来越受人重视，在全国各地已开始进行人工种植。

成熟期：3~6月。
主产地：辽宁、山东、河北。

苣荬菜营养调查
（以100g为例）

胡萝卜素	5440μg
维生素A	907μg
维生素C	33mg
钙	218mg
钾	237mg
铁	9.7mg
镁	52mg

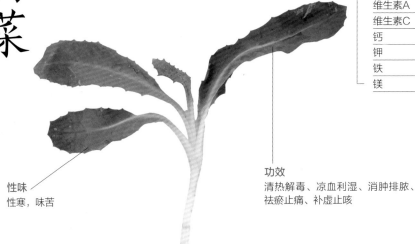

性味
性寒，味苦

功效
清热解毒、凉血利湿、消肿排脓、祛瘀止痛、补虚止咳

营养翻番的食用法则

苣荬菜粥

材料：
粳米100g，苣荬菜50g，白糖30g。

做法：
❶ 将粳米洗干净，用冷水浸泡半小时后捞出，沥干水分；苣荬菜择洗干净，放入开水中略烫后捞出，切细。

❷ 锅中加入约1000ml冷水，将粳米放入，用大火煮沸。

❸ 加入苣荬菜，改用小火熬成粥，加入白糖调味即可。

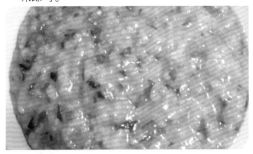

豆皮卷苣荬

材料：
苣荬菜、豆腐皮、甜面酱各适量。

做法：
❶ 将苣荬菜洗净，切掉根部，再切成小段。

❷ 豆腐皮切成方形小块略余烫后捞出沥水，备用。

❸ 将苣荬菜放在烫好的豆腐皮中，一个个卷成卷，蘸甜面酱食用即可。

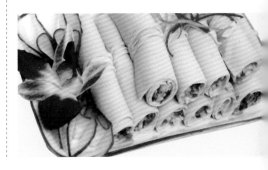

成熟期：5~8月。
主产地：辽宁、山东、河北、河南、山西。

马齿苋营养调查
（以100g为例）

热量	28kcal
蛋白质	2.3g
胡萝卜素	2230μg
维生素A	372μg
维生素C	23mg
钙	85mg
磷	56mg

遍布田野的民间"长寿菜"

马齿苋生于田野、路边、庭园及废墟地等向阳处，为药食两用植物。马齿苋嫩茎和叶肥厚多汁，可作蔬菜。采摘应在开花前，以保持茎叶鲜嫩，新长出的小叶食用尤佳。全草可供药用，是我国古籍上早有记载的对人类有贡献的野菜。民间又称它为"长寿菜""长命菜"。

马齿苋

性味
性寒，味酸

功效
清热解毒、凉血止痢、消炎利尿、除湿通淋

水生蔬菜、野生蔬菜和茄果类蔬菜

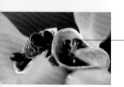

草药马齿苋
以植物的全草入药，性寒味酸，有清热解毒、凉血止痢、除湿、通淋的功效

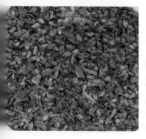

马齿苋籽
以马齿苋籽入药，性寒、味甘，有清肝、化湿、明目的功效

膳食专家建议

1. 马齿苋为寒凉之品，脾胃虚弱、大便泄泻者禁食。
2. 孕妇不宜吃马齿苋，因马齿苋性滑利，有滑胎的作用。
3. 马齿苋不能与鳖甲、胡椒同食。

营养翻番的食用法则

马齿苋芡实瘦肉汤

材料：
马齿苋50g，芡实100g，猪瘦肉150g，盐、鸡精各适量。

做法：
❶ 将马齿苋摘去根、老黄叶片，用清水洗净，切成段。
❷ 猪瘦肉切成丁，芡实洗净。
❸ 把马齿苋、芡实、猪瘦肉丁同放入净锅内，加入适量清水，先用大火煮开，再用小火煲2小时，食用时加入盐、鸡精调味即可。

| 英文名：Bracken | 别名：龙头菜、如意菜 科属：凤尾蕨科，蕨属 |

蕨菜

营养丰富，药用更佳

　　蕨菜营养丰富，含有多种维生素，既可作蔬菜，又可制饴糖、饼干、代藕粉，还可作药品添加剂，有很高的药用价值。蕨菜有清热降毒，利尿、止血、降压、抗癌的功效，主治高血压、头昏、关节炎、流行性感冒等疾病。

成熟期：3月~5月上旬。
主产地：辽宁、内蒙古、河北

蕨菜营养调查（以100g为例）

热量	42kcal
蛋白质	1.6g
碳水化合物	9g
维生素A	183μg
胡萝卜素	1100μg
钾	292mg

性味
性寒，味甘

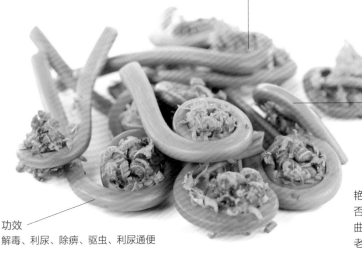

功效
解毒、利尿、除痹、驱虫、利尿通便

　　蕨菜以粗细整齐、色泽鲜艳、柔软鲜嫩为佳。判断蕨菜是否鲜嫩主要看叶子，如果叶子卷曲，说明它比较鲜嫩，因为蕨菜老了之后叶子就会舒展开来。

膳食专家建议

1. 蕨菜不宜与黄豆、花生、毛豆等同食。
2. 蕨菜不宜长期大量食用。
3. 脾胃虚寒者不宜多食蕨菜。

蕨菜的食疗作用

1. 清热消毒，杀菌消炎。蕨菜的黏液质含有多种营养物质，可清热解毒，抑制细菌生长。
2. 防治贫血、肝炎。蕨菜中含有丰富的维生素B_{12}，可用于防治恶性贫血、肝炎及肝硬化等病症。
3. 益智健体。蕨菜含有丰富的锌，为植物中的"锌王"，是小儿最佳的益智健体食品之一。

营养翻番的食用法则

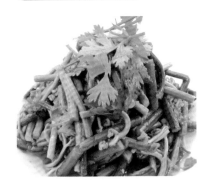

鲜美山菜王

材料：
蕨菜、胡萝卜、猪肉丝、泡发的海米、葱姜蒜末、植物油、黄酒、胡椒粉、盐各适量。

做法：
❶ 将泡好的蕨菜切成段，胡萝卜切丝。

❷ 热锅放油，爆香葱姜，加入肉丝炒2分钟，加入胡萝卜、海米一起翻炒2分钟。

❸ 放蕨菜大火翻炒2分钟，加几滴黄酒提鲜，再煸炒几分钟，加入胡椒粉、盐调味即可。

成熟期：8月下旬~10月。
主产地：辽宁、内蒙古、山东。

朝鲜族的特色菜

桔梗盛产于我国东北地区，有观赏、食用、药用三种功能。新鲜的桔梗枝嫩茎软，叶片的色泽青绿如玉，可入菜，在朝鲜、东北等地，常将其作为家常泡菜食用。其花朵是暗蓝色或暗紫色，鲜艳美丽，具有观赏价值，可作观赏花卉。其根可入药，有辅助治疗咽喉干痒不适、改善过敏反应等作用。

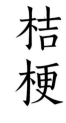

桔梗

桔梗营养调查
（以100g为例）

膳食纤维	2.9g
维生素C	32mg
钙	46mg
磷	53mg
钾	24mg

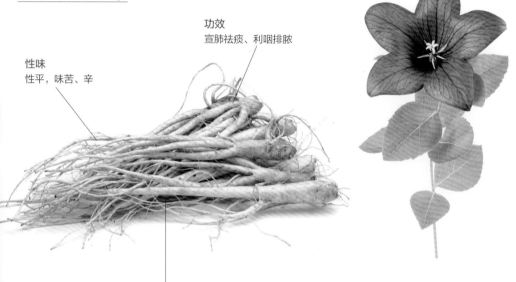

功效
宣肺祛痰、利咽排脓

性味
性平，味苦、辛

中药桔梗为桔梗的干燥根部，能祛痰止咳，并有宣肺、排脓作用。医学上用它来治疗咳嗽痰多、咽喉肿痛、胸满肋痛、肺痈吐脓、痢疾腹痛、小便癃闭等病症

膳食专家建议

1. 凡气机上逆、呕吐、眩晕、呛咳、阴虚火旺者不宜食用桔梗。
2. 胃及十二指肠溃疡者慎服桔梗。
3. 过量食用桔梗容易导致恶心、呕吐。

水生蔬菜、野生蔬菜和茄果类蔬菜

营养翻番的食用法则

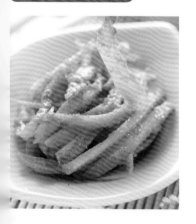

韩式凉拌桔梗

材料：
新鲜的桔梗300g，盐、蒜末、白糖、辣椒粉、芝麻、香油各适量。

做法：

❶ 将新鲜的桔梗洗净刮皮，先切成段，然后切成薄片，再手撕成条。

❷ 用盐拌匀桔梗条，然后反复手搓去苦味，再放入清水中浸泡2小时。

❸ 捞出桔梗条，挤干水分，用盐拌匀腌制10分钟。

❹ 加入蒜末白糖和鸡精拌匀，撒上辣椒粉和芝麻，淋上香油即可。

水芹

药食俱佳的水生芹菜

水芹一般生于低湿地、浅水沼泽、河流岸边，或生于水田中，是一种高产的野生水生蔬菜。其嫩茎和叶柄质地鲜嫩、清脆爽口，适宜生拌或炒食。也可入药用，常作为食物用于辅助治疗小便淋痛、大便出血、风火牙痛、痄腮等病症。

成熟期：10月~次年3月。
主产地：贵州、江西、浙江、云南。

水芹营养调查
（以100g为例）

热量	13kcal
蛋白质	1.4g
脂肪	0.2g
碳水化合物	1.8g
膳食纤维	0.9g
维生素A	63μg
胡萝卜素	380μg

性味
性凉，味甘、辛

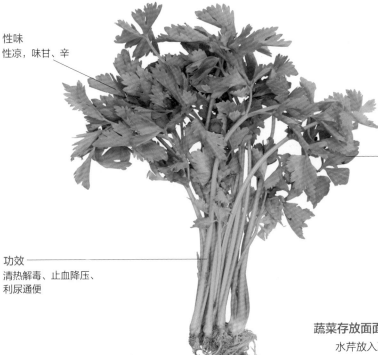

水芹叶中所含的维生素C、胡萝卜素都比茎多，因此，烹时不要把嫩叶扔掉。可以将水芹叶做汤，长期食用可以助眠，使皮肤有光泽

功效
清热解毒、止血降压、利尿通便

蔬菜存放面面观

水芹放入冰箱之前，最好将叶子和根茎部分开。在冰箱中若竖直放置，保鲜时间会更长。茎部若出现打蔫儿的状况，可先放入冷水中浸泡一段时间。

营养翻番的食用法则

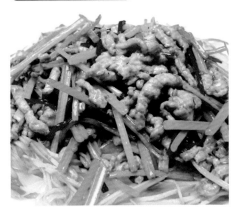

水芹炒肉丝

材料：
水芹200g，红椒半个，蒜、猪瘦肉、盐、料酒、植物油、生粉、鸡精各适量。

做法：
❶ 将水芹清洗干净切小段；蒜切末；红椒洗净切丝。
❷ 猪瘦肉切丝，加盐、料酒、生粉拌匀腌制2分钟。
❸ 热油锅爆香蒜末和红椒，下肉丝翻炒至白色。
❹ 倒入水芹翻炒1分钟，加盐、鸡精调味即可。

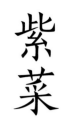

紫菜

成熟期：9月中旬~次年4月上旬。
主产地：福建、浙江。

浅海岩石上长出的食疗佳蔬

　　紫菜是一种生长在浅海岩石上的藻类植物，颜色分红紫、绿紫和黑紫三种，干燥后均呈紫色，因可入菜而得名紫菜。紫菜富含蛋白质、碘、磷、钙等营养物质，对于缺碘性甲状腺肿大、水肿、慢性支气管炎、咳嗽、高血压等病症有很好的食疗作用。

紫菜营养调查
（以100g为例）

热量	250kcal
蛋白质	26.7g
碳水化合物	44.1g
胡萝卜素	1370μg
钙	264mg
钾	1796mg
钠	710.5mg
磷	350mg

性味
性寒，味甘

功效
化痰软坚、补肾养心、清热利水

水生蔬菜、野生蔬菜和茄果类蔬菜

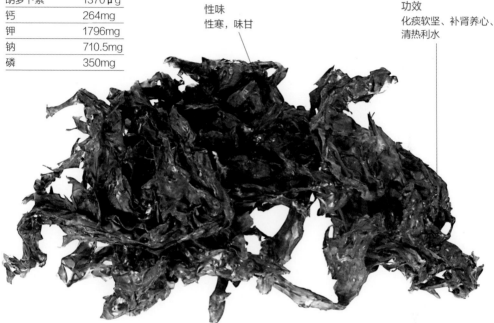

膳食专家建议

　　胃肠消化功能不好者少食，否则可致腹泻。腹痛便溏者禁食。胃虚者切勿食用。

鉴别紫菜小妙招

　　食用前用凉水泡发，并换1~2次水以清除污染、毒素。若浸泡后的紫菜呈蓝紫色，说明该菜在干燥过程中或包装前已被有毒物所污染，不能食用。

营养翻番的食用法则

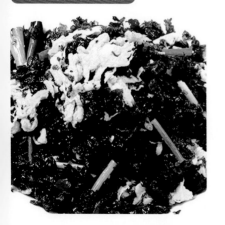

紫菜炒鸡蛋

材料：
紫菜30g，鸡蛋2个，食用油、葱花、蒜片、葱段、盐各适量。

做法：

❶ 把紫菜发透，撕开成丝，沥干水分。

❷ 鸡蛋打入碗中，加入盐搅匀。

❸ 锅加油烧热，放入鸡蛋，大火炒至表面金黄时盛出备用。

❹ 锅内再加入油，炝葱花、蒜片，放入紫菜翻炒后，加入炒好的鸡蛋翻炒片刻，出锅装盘，点缀葱段。

英文名：Dandelion	别名：婆婆丁 科属：菊科，蒲公英属

蒲公英

药食兼用的营养野菜

早春的嫩蒲公英是我国民间的一种传统野菜。蒲公英富含蛋白质、脂肪、碳水化合物、微量元素及维生素等，营养丰富，可生吃、炒食、做汤，是药食兼用的植物。蒲公英还含有蒲公英醇、蒲公英素、胆碱、有机酸、菊糖等多种营养成分，有利尿、利胆、退黄疸等功效。

成熟期：3~6月。
主产地：山东、河北。

蒲公英营养调查（以100g为例）

热量	53kcal
蛋白质	4.8g
碳水化合物	7g
膳食纤维	2.1g
维生素A	1225μg
钙	216mg
磷	93mg
钾	327mg

蒲公英药材

据《本草纲目》记载，蒲公英有清热解毒、消肿散结及催乳作用，用于治疗乳腺炎十分有效，被广泛应用于临床。

性味
性寒，味苦、甘

功效
清热解毒、消肿散结、利尿通淋

营养翻番的食用法则

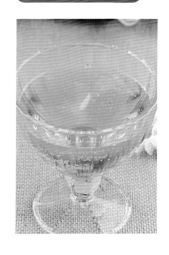

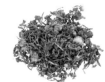 蒲公英

 草莓

 猕猴桃

 柠檬

草莓蒲公英汁

材料：
草莓100g，蒲公英50g，猕猴桃50g，柠檬50g，冰块10g。

做法：
❶ 将草莓洗净，去蒂；猕猴桃剥皮后对切为两半；柠檬切成3块；蒲公英洗净。
❷ 将草莓、蒲公英、猕猴桃和柠檬放入榨汁机压榨成汁，加入冰块即可。

小根蒜

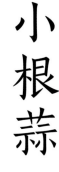

水生蔬菜、野生蔬菜和茄果类蔬菜

成熟期： 7~9月。
主产地： 辽宁、黑龙江、吉林、河北、山东。

小根蒜营养调查（以100g为例）

热量	122kcal
蛋白质	3.4g
碳水化合物	27.1g
胡萝卜素	90μg
维生素C	36mg
钙	100mg
磷	53mg

性味
性温，味辛

功效
理气宽胸、通阳散结、祛风散寒、消炎杀菌

营养美味的高档野菜

小根蒜即山里的野蒜，学名薤白，形似大蒜而小，皮软肉糯，脆嫩无渣，开胃消食，营养丰富，深受人们喜爱，属于高档次山野菜。小根蒜性温味辛，有通阳散结、行气导滞、祛风驱寒、消炎杀菌等功效。

 +

小根蒜　　　瓜蒌

小根蒜配瓜蒌，有化痰宽胸的功效。

 +

小根蒜　　　半夏

小根蒜配半夏，有燥湿化痰的功效。

 +

小根蒜　　　当归

小根蒜配当归，有活血祛瘀的功效。

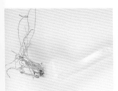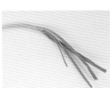

膳食专家建议

1. 气虚者慎用，发热患者不宜多食。
2. 阴虚发热者不宜食。
3. 小根蒜为滑利之品，无滞勿用。
4. 多食小根蒜会发热，因此，不要与韭菜同食。

营养翻番的食用法则

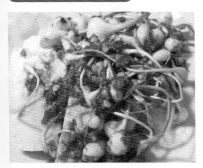

凉拌小根蒜

食材：
小根蒜200g，蒜100g，醋、白糖、盐、酱油、辣椒酱各适量。

做法：
❶ 将小根蒜洗净，放在清水中浸泡一天后，取出沥干水分；蒜去皮，捣成蒜泥。

❷ 将醋、白糖、酱油、捣成泥的蒜、盐、辣椒酱等佐料放在一起搅拌均匀，制成调味汁。

❸ 将小根蒜放入调味汁中拌匀即可。

英文名：Eggplant	别名：茄瓜、紫瓜　科属：茄科，茄属

茄子

药用价值很高的紫色蔬菜

茄子是为数不多的紫色蔬菜之一，含有蛋白质、脂肪、碳水化合物、维生素及钙、磷等多种营养元素，其中紫皮含有大量的维生素P，是其他蔬菜所不能及的。茄子对疾病的康复具有相当高的食疗价值，对于癌症、动脉硬化、高血压、夏季热、头昏眼花等病症有很好的辅助食疗功效。

成熟期：6~10月。
主产地：辽宁、河南、山西、浙江、广东。

茄子营养调查
（以100g为例）

热量	23kcal
蛋白质	1.1g
碳水化合物	4.9g
维生素P	750mg
钙	24mg
磷	23mg
钾	142mg

性味
性微寒，味甘

功效
清热凉血、活血散瘀、消肿止痛

茄子含有丰富的龙葵素，龙葵素可以抑制消化道肿瘤细胞的增殖，特别是对胃癌、大肠癌有比较好的抑制作用

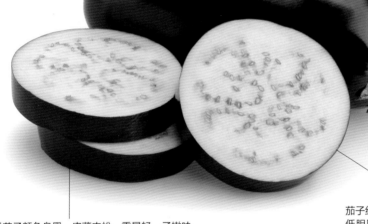

茄子纤维中所含的皂苷可以有效降低胆固醇，常吃茄子有防治高血压、动脉粥样硬化、坏血病及促进伤口愈合等功效

嫩茄子颜色乌黑，皮薄肉松，重量轻，子嫩味甜，子、肉不易分离，花萼下有一片绿白色的皮；老茄子颜色亮滑，皮厚而紧，肉、子容易分离，重量重

 您选哪一种？

长茄
植株长势中等，果实呈细长棒状，体长25~40cm，中国南方普遍栽培。

矮茄
植株较矮，果实小，卵形或长卵形，体长20~25cm，浓紫色，皮软子少。

绿皮茄
植株较矮，果实小，果皮绿色。

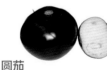

圆茄
植株高大，果实大，圆球形、扁球形或椭圆球形，中国北方栽培较多。

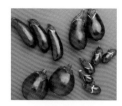

蔬菜存放面面观

茄子的表皮覆盖着一层蜡质，具有保护茄子的作用，一旦蜡质层被冲刷掉，茄子就容易腐烂变质。因此，要保存的茄子绝对不能用水冲洗，还要防止雨淋、磕碰、受热，并存放在阴凉通风处。

膳食专家建议

茄子不宜与螃蟹同食，否则会导致腹泻。脾胃虚寒的人应忌食茄子。

挑选茄子小窍门

茄子拿在手中，感觉轻的较嫩；感觉重的，大多太老，且子多不好吃。

在茄子果实与萼片相连接处有一圈浅色环带，这条带越宽、越明显，就说明茄子越新鲜。

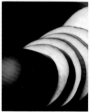

切茄子

茄子切成块或片后，由于氧化作用会很快变黑。切后将茄子立即放入水中浸泡，就可避免茄子变色。

水生蔬菜、野生蔬菜和茄果类蔬菜

营养翻番的食用法则

泰式炒茄子

材料：

茄子300g，辣椒片1/4小匙，蒜末1/4小匙，香菜碎1小匙，鱼露1大匙，米酒1/2大匙，椰糖1/2大匙，食用油适量。

做法：

❶ 将茄子洗净，切成长段后，放入热油锅中以中火略炸至变色，捞出沥干油分，备用。

❷ 热锅，倒入适量油烧热，放入辣椒片、蒜末以小火炒出香味，再加入茄子段和所有调味料拌炒均匀，最后加入香菜碎拌炒数下即可。

鱼香茄子

材料：

茄子2条，猪肉泥100g，葱末、姜末、蒜末、葱花各1小匙，辣豆瓣酱1大匙，香油少许，酱油膏、醋、米酒、水淀粉各1大匙，水4大匙，食用油适量，白糖1小匙。

做法：

❶ 将茄子洗净，切长段泡水备用。

❷ 起油锅，油烧热放入茄子段炸软，捞起沥油备用。

❸ 做法2的锅中留少许油，以大火爆香葱末、姜末、蒜末及猪肉泥加入辣豆瓣酱炒香。

❹ 放入调味料B煮沸，加入茄子段拌炒均匀。

❺ 起锅前加入少许香油及葱花即可。

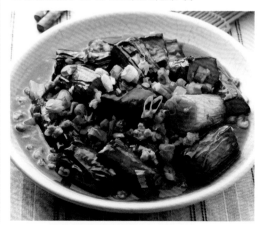

201

青椒

辣度适中、维生素丰富

青椒原产于拉丁美洲热带地区，于一百多年前引入我国，现全国各地已普遍栽培。其颜色翠绿，辣味较淡，含有丰富的维生素，可作蔬菜食用，也可用于配菜。青椒特有的味道和所含的辣椒素有刺激唾液和胃液分泌的作用，能增进食欲，帮助消化，促进肠蠕动，防止便秘。它还可以防治坏血病，对牙龈出血、贫血、血管脆弱有辅助治疗作用。

成熟期：6~9月。
主产地：湖北、湖南、四川。

辣椒（青、尖）营养调查（以100g为例）

热量	24kcal
蛋白质	1.4g
碳水化合物	5.8g
胡萝卜素	340μg
维生素A	57μg
维生素C	62mg
磷	33mg
钾	209mg

性味
性热，味辛

功效
温中散寒、开胃消食、降脂减肥

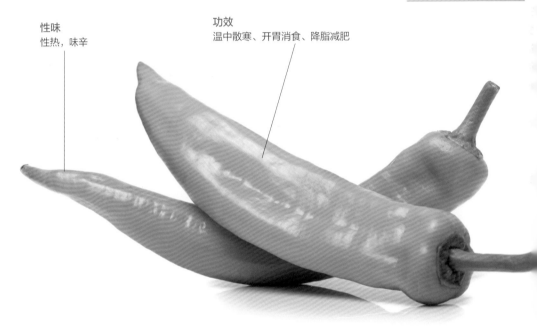

巧切辣椒小窍门

切辣椒后，可用酒精棉球单方向擦手，然后用清水洗手，再擦干，连擦3遍至灼烧症状缓解即可。也可用一点食醋搓手，以缓解症状。最后，告诉大家一个方法，在切辣椒时，可以用手指肚按着辣椒，而不是用指甲掐住辣椒，这样手就不容易被辣到了。

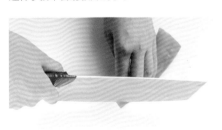

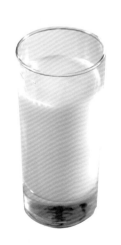

缓解辣感小窍门

当吃辣椒被辣到的时候，会很自然地想喝水或吃些主食来解辣，但是效果并不理想。辣椒素为非水溶性物质，它只能与脂肪、油类及酒精相结合，因此，最好的解辣食物是牛奶，尤其是脱脂牛奶。

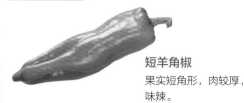

短羊角椒
果实短角形，肉较厚，味辣。

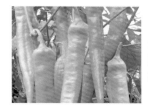

长羊角椒
果实细长，辣椒坐果数较多，味辣。

营养翻番的食用法则

水生蔬菜、野生蔬菜和茄果类蔬菜

土豆炒青椒

材料：

土豆350g，青椒100g，蒜末10g，红辣椒丝5g，花椒粒5g，干辣椒段10g，白糖1小匙，盐1/4小匙，白醋1/2大匙，鸡精1/4小匙，食用油适量。

做法：

❶ 将土豆去皮洗净切丝，稍微浸泡一下清水后，冲净沥干；青椒洗净去籽切丝，备用。

❷ 热锅，倒入2大匙油，放入花椒粒、干辣椒段以小火爆香后，捞除花椒粒与干辣椒，留油备用。

❸ 放入蒜末炒香，再放土豆丝炒匀，最后加入红辣椒丝、青辣椒丝与所有调味料炒匀即可。

青椒镶肉

材料：

尖椒5根，猪肉泥100g，红辣椒1个，香菜2根，葱1根，酱油2大匙，白胡椒粉少许，盐少许，香油1小匙，水淀粉、食用油适量。

做法：

❶ 红辣椒、香菜、葱分别洗净切碎；尖椒去蒂，去籽、呈中空状，洗净备用。

❷ 将猪肉泥、红辣椒、香菜、小葱一起搅拌均匀，再加入香油、白胡椒粉、盐一起搅拌均匀，即为肉泥馅，备用。

❸ 将尖辣椒的中空处，缓缓塞入肉泥馅，塞好后放入油锅内，以油温约170℃炸成青翠熟透，捞起沥油盛盘。

❹ 将酱油、盐、白胡椒粉放入锅中，以小火煮开，再以水淀粉勾芡，取出淋在做法3上即可。

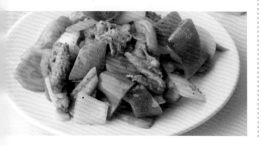

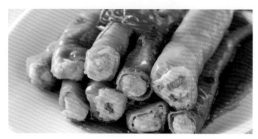

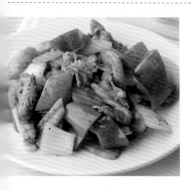

青椒炒牛肉片

材料：

牛肉片200g，洋葱片50g，青椒片50g，胡萝卜片30g，蒜末10g，盐、鸡精、米酒、水淀粉、水、粗黑胡椒粉、酱油、蛋液、米酒、色拉油各适量。

做法：

❶ 将牛肉片加入酱油、蛋液、米酒拌匀，备用。

❷ 热锅，加入2大匙色拉油，放入蒜末、洋葱片爆香，再加入牛肉片拌炒至六分熟，接着放入青椒片、胡萝卜片及所有调味料炒至入味即可。

菜椒

个大肉厚、甜而不辣

　　菜椒是我国非常普遍家常的一种蔬菜，在我国已广泛种植。其果实近扁球状，多纵沟，顶端截形或稍内陷，基部截形且常稍向内凹入，味不辣而略甜。菜椒有红色、黄色、紫色等不同变种，营养非常丰富，尤其是维生素C含量非常高，且所含的辣椒素能加快脂肪的代谢，防止脂肪在人体内积存，非常有助于减肥。

成熟期: 5~10月。
主产地: 华北、华中、华南地区

菜椒营养调查（以100g为例）

热量	25kcal
蛋白质	1.0g
碳水化合物	5.4g
胡萝卜素	340μg
维生素C	72mg
磷	20mg
钾	142mg

性味
性温，味甘

功效
减肥降脂、解热镇痛、温中下气、散寒除湿、平肝明目

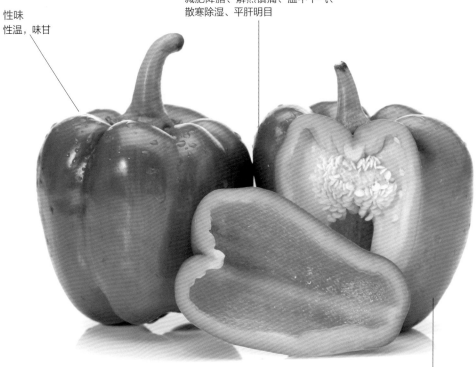

菜椒经过长期的栽培和人工选择，使果实产生体积增大，果肉变厚，辣味消失和心皮及子房胎数增多等性状变化

菜椒的食疗作用

1. 缓解疲劳。菜椒的维生素C含量为西红柿的4倍，维生素C是生成骨胶原的材料，有消除疲劳的作用。
2. 菜椒富含维生素K，可以防治坏血病，对牙龈出血、贫血、血管脆弱有积极的食疗作用。
3. 强化血管。维生素P能强健毛细血管，预防动脉硬化与胃溃疡等疾病的发生。
4. 净化血液。菜椒的绿色部分为叶绿素，叶绿素能积极地将胆固醇排出体外，防止肠道吸收多余的胆固醇，从而达到净化血液的作用。

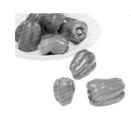

挑选菜椒小窍门

　　购买菜椒时，要选择外形饱满，色泽浅绿而有光泽，果肉较厚，用手掂时感到有分量的。

五颜六色的甜椒

甜椒原产于荷兰，果实为浆果，一年生或多年生草本植物，特点是果实较大，辣味较淡甚至根本不辣，作蔬菜食用而不作为调味料。甜椒平均单果重100~150g，有紫色、白色、黄色、橙色、红色、绿色等多种颜色。

与普通辣椒相比，甜椒含糖量较高且富含胡萝卜素，常食用可预防白内障、心脏病和癌症。甜椒越红营养越多，其所含的维生素C远胜于其他柑橘类水果，主要用于生食或切丝拌沙拉酱用。

甜椒由于颜色丰富，已成为饭店中高档的名牌蔬菜品种。

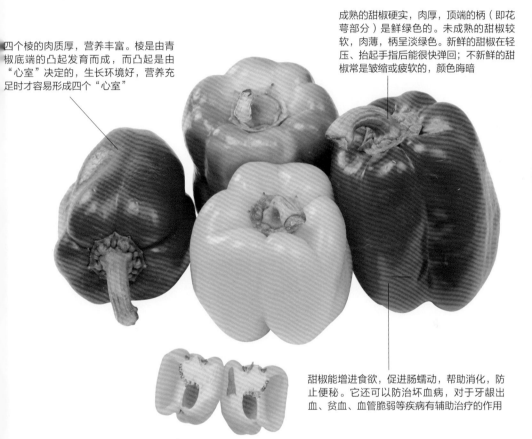

四个棱的肉质厚，营养丰富。棱是由青椒底端的凸起发育而成，而凸起是由"心室"决定的，生长环境好，营养充足时才容易形成四个"心室"

成熟的甜椒硬实，肉厚，顶端的柄（即花萼部分）是鲜绿色的。未成熟的甜椒较软，肉薄，柄呈淡绿色。新鲜的甜椒在轻压、抬起手指后能很快弹回；不新鲜的甜椒常是皱缩或疲软的，颜色晦暗

甜椒能增进食欲，促进肠蠕动，帮助消化，防止便秘。它还可以防治坏血病，对于牙龈出血、贫血、血管脆弱等疾病有辅助治疗的作用

营养翻番的食用法则

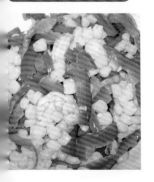

凉拌玉米甜椒沙拉

食材：
橙色甜椒、黄色甜椒各半个，玉米粒400g，葱2根，白醋360ml，白糖110g，芥末粉3/4茶匙，盐1/4茶匙。

做法：
❶ 取一个小锅，放入白醋、白糖、芥末粉和盐，小火煮5分钟后熄火。

❷ 甜椒切丁，与青葱、玉米粒同入锅中拌匀，置凉后盛入有盖的容器，放入冰箱冷藏，最长保存1个星期。取出后可直接食用，或待至室温再食用。

英文名：**Tomatoe**	别名：番茄　科属：茄科，西红柿属

西红柿

红艳多汁、酸甜可口

　　西红柿富含胡萝卜素、维生素C、B族维生素和维生素P，具有特殊风味，是全世界栽培最为普遍的果蔬之一。在欧洲有一句谚语："家中有西红柿，就不会发生胃痛。"西红柿对于高血压、动脉硬化、胃痛、宿醉、便秘也有很好的辅助疗效。

成熟期：6~9月。
主产地：吉林、河南、浙江、江西。

西红柿营养调查
（以100g为例）

热量	20kcal
蛋白质	0.9g
碳水化合物	4g
胡萝卜素	550μg
维生素A	92μg
维生素P	700μg
钾	163mg

性味
性寒，味甘、酸

功效
生津止渴、健胃消食、清热解毒、凉血平肝、补血养血

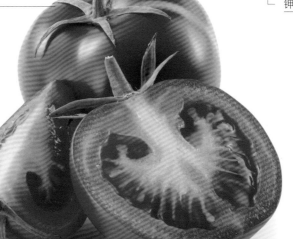

西红柿顶部

西红柿蒂部

西红柿横切面

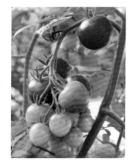

膳食专家建议
1. 西红柿性寒，不适合脾胃虚寒者及月经期女性生吃。
2. 西红柿不宜长时间高温加热，否则会失去保健作用。
3. 不宜食用未成熟的青色西红柿，有小毒，大量食用甚至会导致生命危险。
4. 西红柿不能与石榴同食。

西红柿纵切面

1　　　　2　　　　3　　　　4

西红柿去皮小窍门
1. 用刀在西红柿顶部划个小十字。
2. 将西红柿放入沸水中烫五六秒钟。
3. 立即取出西红柿浸入冷水中。
4. 从十字形部位开始剥皮。

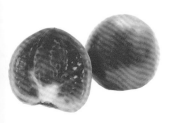

桃太郎
果实桃圆形，大小均匀，鲜桃红色，果肉厚实，不易腐烂，皮薄籽少，可溶性物质多，口感鲜甜。

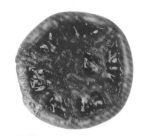

发斯特
冬天至春天之间上市的生食西红柿，酸甜适中，果肉密实，特征是有尖头。

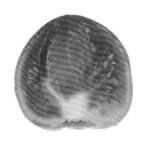

奔腾罗沙
汁多而微酸，西红柿特有味道较小，典型特征是个儿大，呈粉红色。

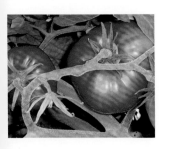

秘鲁西红柿
原产地是南美洲秘鲁、智利北部的太平洋沿岸。果实直径约2cm，的白绿色或紫色，酸味、苦味较重，一般不食用。

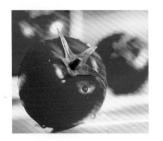

六月红
生食、加工两用西红柿。与奔腾罗沙西红柿味道和外观相似，也用作生食西红柿的育种材料。

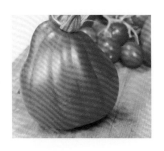

醋栗西红柿
西红柿的野生品种，原产地为南美洲秘鲁安第斯的太平洋沿岸。果实直径约1cm、重1~2g，成熟后呈红色或黄色等，可食用。

水生蔬菜 野生蔬菜和茄果类蔬菜

西红柿的营养功效

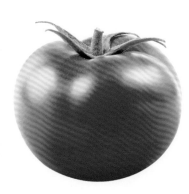

健胃消食
西红柿的酸味能促进胃液分泌，帮助消化蛋白质。其所含的柠檬酸及苹果酸，能促进唾液和胃液分泌，助消化。

降血压
西红柿含有丰富的钾元素，由于钾元素有助于排出血液中的盐分，因而西红柿有降血压的功效。

补血养血
西红柿富含维生素C，一个西红柿可提供一天所需维生素C摄取量的40%。维生素C能结合细胞之间的联系，强健血管。

防癌抗癌
西红柿含有的番茄红素有防癌作用，对末梢血管脆弱动脉硬化性高血压及冠心病均有辅助疗效。

[主治]	[材料]	[用法]
眼底出血	鲜西红柿1~2个	西红柿洗净，每天早晨空腹生吃
夜盲	西红柿30g ＋ 猪肝75g	二者煮熟当菜吃，一日1次
跌打肿痛	西红柿2个 ＋ 姜少许	西红柿绞汁，加姜汁煮熟
牙龈出血	西红柿75g ＋ 白糖适量	西红柿切成片，蘸白糖吃

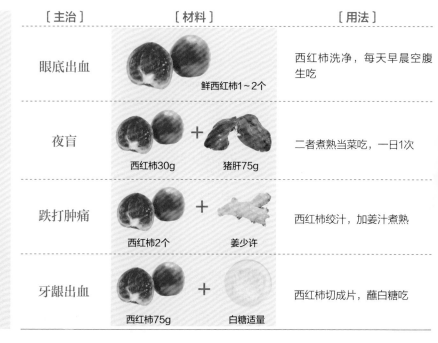

营养翻番的食用法则

西红柿炒鸡蛋

材料：

鸡蛋3个，西红柿1个，植物油、葱、鸡精、白糖、盐各适量。

做法：

1 将小葱洗净切3cm长的条，西红柿洗净切丁。

2 鸡蛋打入碗中搅匀，放入少许盐。

3 锅内放入适量的植物油，等油热的时候，倒入鸡蛋液炒至半熟。

4 加入西红柿丁及2大匙水炒至水分收干，加入调料即可装盘。

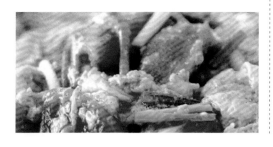

西红柿炖羊脆骨

材料：

带肉羊脆骨、西红柿、大料、花椒、葱、姜、老抽、料酒、蒜、盐、鸡精各适量。

做法：

1 将羊脆骨切成菱形片，西红柿去皮切碎，葱切成段，姜切成片，蒜制成蒜蓉。

2 羊脆骨放入锅中，加适量水、大火烧开，下入花椒、大料、姜片、料酒、老抽和蒜蓉。

3 水再次烧开时，撇去浮沫，转小火炖，中途如水不够，需加热水。

4 1.5小时后，下入西红柿，水开放盐和鸡精，继续炖约30分钟撒上葱段即可。

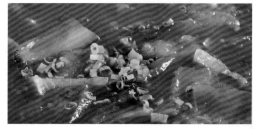

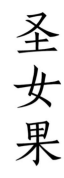

成熟期：5~10月。
主产地：全国各地。

形似樱桃、营养美味的小西红柿

圣女果也常常被叫作小西红柿，其果实较小，颜色多样，有红色、黄色、绿色、粉红色、橙色等，既可作为蔬菜，又可作为水果。圣女果营养价值非常高，它含有谷胱甘肽和番茄红素等特殊物质，这些物质可促进人体的生长发育，特别可促进小儿的生长发育，并且可增加人体抵抗力，延缓衰老。圣女果中维生素P的含量居蔬果之首，维生素P有保护皮肤、维护胃液的正常分泌、促进红细胞的生成的作用，还有美容养颜的效果。圣女果中也含有丰富的维生素和胡萝卜素，经常食用对身体大有裨益。

圣女果营养调查（以100g为例）

热量	91kcal
碳水化合物	5.8g
膳食纤维	1.8g
维生素A	55μg
维生素C	33μg
维生素E	0.98μg
叶酸	62μg
纳	10g
钾	262μg

水生蔬菜、野生蔬菜和茄果类蔬菜

性味
性微寒，味甘、酸

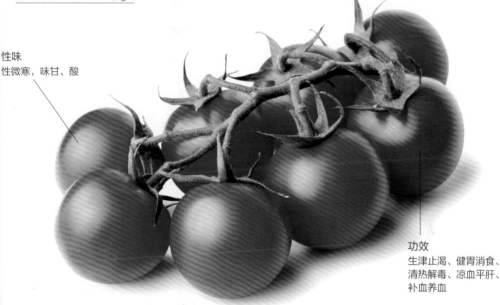

功效
生津止渴、健胃消食、清热解毒、凉血平肝、补血养血

您选哪一种？

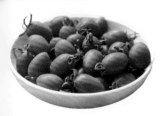

每子茄

小巧的卵圆形或李子形红系品种，酸甜适中，西红柿红素约为粉红系西红柿的2倍。

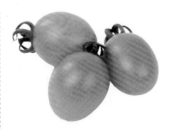

圣女果之京丹2号

下部果高圆形，上部果高圆带尖。成熟果亮红美观，单果重10~15g，果味酸甜可口。

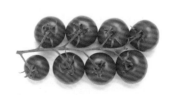

圣女果之京丹1号

果实呈圆形，成熟果为红色，单果重8~12g。果味酸甜浓郁，唇齿留香，平均糖度7度，最高可达9度。

热量

——人体生命的基础

热量有三大来源

热量即食物中含有的能量，主要来源于食物中的三大营养物质：糖类、脂类和蛋白质。根据科学研究，1g糖和1g蛋白质能在人体内氧化成4kcal的热量，而1g脂肪产生9kcal的热量。

热量是人体生命活动的基础

热量是人体生命活动的基础，从心跳、呼吸、体温的维持，到神经兴奋、腺体分泌等生理过程都需要消耗热量。如果长时间没有足够的热量来维持身体的正常运作，就会引发疾病。

但不同的人对热量的吸收和利用不同，吸收少而利用多的则怎么吃都不会长胖，吸收多而利用少的则不怎么吃也会长胖。

热量每日推荐摄入量（kcal）		
年龄	性别	
	男	女
1~2岁	1200	1150
3~4岁	1450	1400
5~6岁	1350	1300
7~8岁	1800	1700
9~10岁	2000	1900
11~13岁	2100	2000
14~17岁	2400	2200
18~49岁	2900	2400
50~59岁	2600	2000
60~69岁	2200	2000
70岁及以上	1900	1700

富含热量的蔬菜

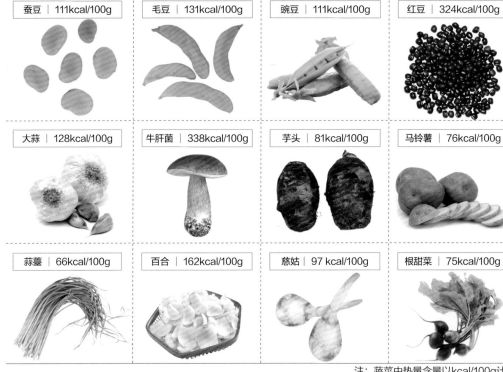

蚕豆	111kcal/100g
毛豆	131kcal/100g
豌豆	111kcal/100g
红豆	324kcal/100g

大蒜	128kcal/100g
牛肝菌	338kcal/100g
芋头	81kcal/100g
马铃薯	76kcal/100g

蒜薹	66kcal/100g
百合	162kcal/100g
慈姑	97 kcal/100g
根甜菜	75kcal/100g

注：蔬菜中热量含量以kcal/100g计。

膳食纤维

——非水溶性的多糖化合物

膳食纤维是一种多糖化合物，在植物中主要以非水溶性纤维为存在形式。非水溶性纤维因不溶于水且不能被大肠内微生物酵解而得名，主要包括纤维素、半纤维素和木质素等。

膳食纤维是重要营养素

膳食纤维是人体不可缺少的营养素，不仅能平衡人体血糖，控制胆固醇，预防心脏病、高血压等疾病，能刺激肠壁蠕动，促进体内垃圾和毒素排泄，预防便秘和肥胖，以及多种疾病，养颜防老。

膳食纤维每日最大摄入量（g）		
年龄	性别	
	男	女
1~5个月	—	—
6~11个月	—	—
1~2岁	—	—
3~6岁	—	—
7~13岁	—	—
14~17岁	—	—
18~49岁	19	17
50~59岁	19	17
60岁及以上	19	17

注："—"表示未定参考值。

富含膳食纤维的蔬菜

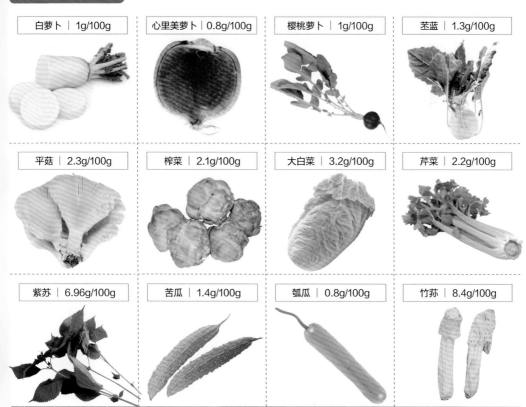

| 白萝卜 | 1g/100g | 心里美萝卜 | 0.8g/100g | 樱桃萝卜 | 1g/100g | 苤蓝 | 1.3g/100g |

| 平菇 | 2.3g/100g | 榨菜 | 2.1g/100g | 大白菜 | 3.2g/100g | 芹菜 | 2.2g/100g |

| 紫苏 | 6.96g/100g | 苦瓜 | 1.4g/100g | 瓠瓜 | 0.8g/100g | 竹荪 | 8.4g/100g |

注：蔬菜中膳食纤维含量以g/100g计。

蛋白质
——构成人体的重要物质

蛋白质由氨基酸组成

蛋白质由多种氨基酸构成，含有丰富的C（碳）、H（氢）、O（氧）、N（氮）等元素，是构成人体必不可少的物质基础。

没有蛋白质就没有生命

蛋白质在人体中起着举足轻重的作用，是人体生长和发育不可缺少的物质基础。蛋白质在人体中具有合成机体蛋白质、调节机体代谢、增强免疫力等多种功能，且身体的各种代谢酶类、抗体、补体都是蛋白质，可以说"没有蛋白质就没有生命"。

蛋白质每日推荐摄入量（g）		
年龄	性别	
	男	女
1~2岁	35~40	35~40
3~4岁	45~50	45~50
5~6岁	55	55
7~8岁	60~65	60~65
9~10岁	65~70	65
11~13岁	75	75
14~17岁	85	80
18~49岁	80	70
50~59岁	—	—
60岁及以上	75	65

注：女性在孕早期、孕中期和孕晚期每日要分别增加5 g、15g、20g，哺乳期每日要增加20g。"—"表示未定参考值。

富含蛋白质的蔬菜

红萝卜	1.0g/100g

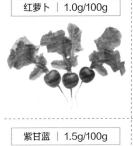

茶树菇	14.2g/100g

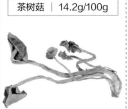

韭黄	2.3g/100g

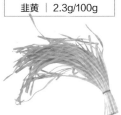

滑子菇	18.3g/100g

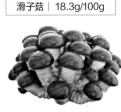

紫甘蓝	1.5g/100g

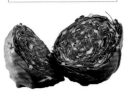

牛肝菌	20.2g/100g

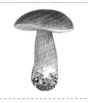

鸡腿菇	25.4g/100g

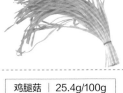

芥菜	1.8g/100g

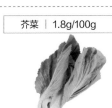

绿豆芽	2.1g/100g

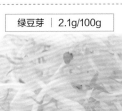

银耳	10g/100g

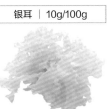

空心菜	2.2g/100g

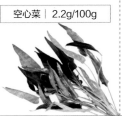

黄豆芽	4.5g/100g

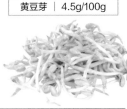

注：蔬菜中蛋白质含量以g/100g计。

维生素A
——肌肤的"青春源泉"

维生素A是被人类最早发现的维生素，它以多种方式影响人体的组织、细胞，对于皮肤保养和机体抗衰老有重要作用，被誉为肌肤的"青春源泉"。

维生素A补充要适量

维生素A在人体中的作用很多，不仅能治疗眼疾、滋润皮肤，还能促进生长和发育，保护人的免疫系统。人体缺乏维生素A就会导致体弱多病，易感冒、儿童发育不良、皮肤干燥等；而长期摄入过多则会出现头痛、呕吐等症状，损害肝功能，甚至导致胎儿畸形。

维生素A每日推荐摄入量（μg）		
年龄	性别	
	男	女
1~4个月	400（最大摄入量）	400（最大摄入量）
5~11个月	400（最大摄入量）	400（最大摄入量）
1~3岁	500	500
4~6岁	600	600
7~10岁	700	700
11~13岁	700	700
14~17岁	800	700
18~49岁	800	700
50岁及以上	800	700

注：女性在孕早期和孕中期、孕晚期每日应分别摄入800μg和900μg，哺乳期应增加至1200μg。

富含维生素A的蔬菜

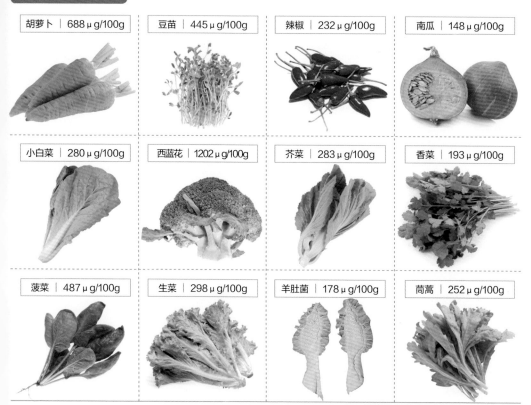

| 胡萝卜 | 688μg/100g | 豆苗 | 445μg/100g | 辣椒 | 232μg/100g | 南瓜 | 148μg/100g |

| 小白菜 | 280μg/100g | 西蓝花 | 1202μg/100g | 芥菜 | 283μg/100g | 香菜 | 193μg/100g |

| 菠菜 | 487μg/100g | 生菜 | 298μg/100g | 羊肚菌 | 178μg/100g | 茼蒿 | 252μg/100g |

注：蔬菜中维生素A含量以μg/100g计。

胡萝卜素
——补充维生素A的营养素

胡萝卜素与维生素A

目前，人类已经发现的胡萝卜素有600多种，其中β-胡萝卜素分布最广，在食物中含量也最多。它能在人体中转化为维生素A，是目前最安全的补充维生素A的方法。

胡萝卜素能保护免疫功能

胡萝卜素是人体必需的一种营养素，能清肝护目、抵抗氧化，还能保护和增强人体免疫系统功能。长期使用电脑的人、呼吸系统受感染的人，以及视力下降、皮肤粗糙的人应适当补充。

胡萝卜素每日推荐摄入量（μg）		
年龄	性别	
	男	女
1~4个月	—	—
5~11个月	—	—
1~3岁	—	—
4~6岁	—	—
7~9岁	—	—
10~15岁	4600	4600
16~18岁	4200	4200
19~49岁	2000	2000
50岁及以上	2000	2000

注：女性在怀孕期间摄入量无需增加；哺乳期前6个月可额外增加2500μg，6个月以后可额外增加2000μg。"—"表示未定参考值。

富含胡萝卜素的蔬菜

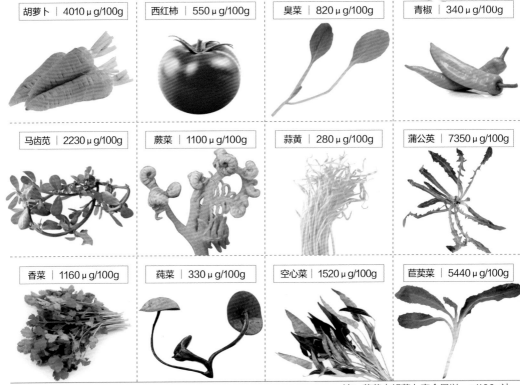

胡萝卜	4010μg/100g
西红柿	550μg/100g
臭菜	820μg/100g
青椒	340μg/100g
马齿苋	2230μg/100g
蕨菜	1100μg/100g
蒜黄	280μg/100g
蒲公英	7350μg/100g
香菜	1160μg/100g
莼菜	330μg/100g
空心菜	1520μg/100g
苣荬菜	5440μg/100g

注：蔬菜中胡萝卜素含量以μg/100g计。

维生素B₁
——促进人体能量代谢

维生素B₁，又叫硫胺素，是人体能量代谢，特别是糖代谢所必需的营养素，因此，通常与吸收的热量来源有关。也就是说，当人体的主要能量来源于糖类时，维生素B₁的需求量就会增多。

补充维生素B₁要适量

人体维生素B₁不足会导致呼吸困难、心悸等心血管疾病，四肢麻木或局部过敏等神经系统疾病，消化不良、食欲不振等消化系统疾病。但维生素B₁也不是万灵丹，摄入过量会导致其他营养素相对缺乏，有损身体健康。

维生素B₁每日推荐摄入量（mg）

年龄	性别	
	男	女
1~4个月	0.2（最大摄入量）	0.2（最大摄入量）
5~11个月	0.3（最大摄入量）	0.3（最大摄入量）
1~3岁	0.6	0.6
4~6岁	0.7	0.7
7~10岁	0.9	0.9
11~13岁	1.2	1.2
14~17岁	1.5	1.2
18~49岁	1.4	1.3
50岁及以上	1.3	1.3

注：女性在怀孕期每日摄入量宜为1.5mg，哺乳期每日摄入量宜为1.8mg。

富含维生素B₁的蔬菜

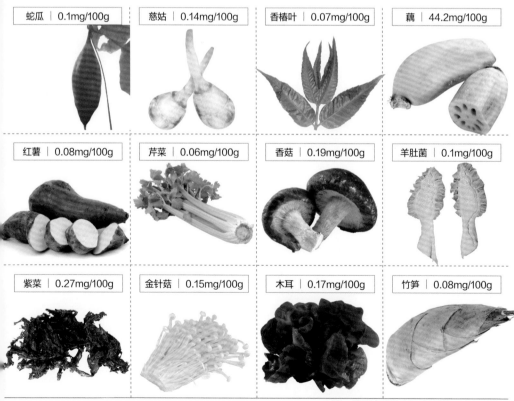

蛇瓜 | 0.1mg/100g	慈姑 | 0.14mg/100g	香椿叶 | 0.07mg/100g	藕 | 44.2mg/100g
红薯 | 0.08mg/100g	芹菜 | 0.06mg/100g	香菇 | 0.19mg/100g	羊肚菌 | 0.1mg/100g
紫菜 | 0.27mg/100g	金针菇 | 0.15mg/100g	木耳 | 0.17mg/100g	竹笋 | 0.08mg/100g

注：蔬菜中维生素B₁含量以mg/100g计。

维生素B₂
——修复伤口

维生素B₂有修复组织伤口的功效,但它无法在体内自行储存,因此,需要每天都进行补充。人患口角炎或口腔溃疡,往往是由于缺乏维生素B₂引起的。

维生素B₂缺乏症

摄入不足、酗酒会使人体缺乏维生素B₂,导致口角炎、丘疹、阴囊炎等疾病,长期缺乏甚至会导致中度缺铁性贫血、儿童生长迟缓等。调查表明,中国人维生素B₂缺乏较为普遍,而儿童由于生长发育快,代谢旺盛,更容易缺乏。

维生素B₂每日推荐摄入量(mg)

年龄	性别	
	男	女
1~4个月	0.4(最大摄入量)	0.4(最大摄入量)
5~11个月	0.5(最大摄入量)	0.5(最大摄入量)
1~3岁	0.6	0.6
4~6岁	0.7	0.7
7~10岁	1.0	1.0
11~13岁	1.2	1.2
14~17岁	1.5	1.2
18~49岁	1.4	1.2
50岁及以上	1.4	1.4

注:女性在怀孕期摄入量宜为1.7mg,哺乳期每日摄入量宜为1.7mg。

富含维生素B₂的蔬菜

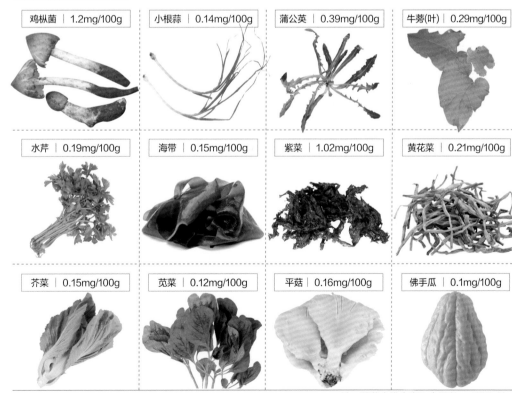

| 鸡枞菌 | 1.2mg/100g | 小根蒜 | 0.14mg/100g | 蒲公英 | 0.39mg/100g | 牛蒡(叶) | 0.29mg/100g |

| 水芹 | 0.19mg/100g | 海带 | 0.15mg/100g | 紫菜 | 1.02mg/100g | 黄花菜 | 0.21mg/100g |

| 芥菜 | 0.15mg/100g | 苋菜 | 0.12mg/100g | 平菇 | 0.16mg/100g | 佛手瓜 | 0.1mg/100g |

注:蔬菜中维生素B₂含量以mg/100g计。

维生素C
——抗氧化剂

维生素C是一种抗氧化剂，能使人体免受氧化剂的威胁。维生素C在人体内的正常含量约为1500mg，它们中的绝大部分会在人体内经代谢分解成草酸或与硫酸结合生成抗坏血酸-2-硫酸，由尿排出。

维生素C与坏血病

缺乏维生素C往往会引起坏血病，主要症状是皮肤出现红色斑点，牙龈呈海绵状，伴有黏膜出血。严重的坏血病会出现开放性的溃烂伤口、掉齿，甚至导致死亡。由于人体无法存储维生素C，因此，要食用新鲜的补给食物及时补充才能避免缺乏。

维生素C每日推荐摄入量（mg）		
年龄	性别	
	男	女
1~4个月	40	40
5~11个月	50	50
1~3岁	60	60
4~6岁	70	70
7~10岁	80	80
11~13岁	90	90
14~17岁	100	100
18~49岁	100	100
50岁及以上	100	100

注：女性在孕早期和孕中期、孕晚期每日摄入量分别为100mg和130mg，哺乳期每日摄入量为130mg。

富含维生素C的蔬菜

冬瓜	18mg/100g
茄瓜	130mg/100g
苤蓝	41mg/100g
西红柿	19mg/100g

辣椒	144mg/100g
青椒	72mg/100g
节瓜	39mg/100g
苦瓜	56mg/100g

菜花	61mg/100g
苦苣	88mg/100g
芦笋	45mg/100g
枸杞子	58mg/100g

注：蔬菜中维生素C含量以mg/100g计。

维生素E
——养颜美容的营养物质

在众多营养物质里，维生素E的抗衰老和养颜美容作用更为显著。一方面，维生素E具有维持结缔组织弹性，促进血液循环的作用；另一方面，维生素E能调节激素分泌，令肌肤滋润健美。

维生素E是人体"护卫使"

维生素E在人体内的作用比任何一种营养素都重要，有"护卫使"之称，不仅具有良好的抗氧化性，还能保持红细胞的完整性，能促进细胞合成。维生素E长期摄入不足，会导致动脉粥样硬化、贫血、白内障等。

维生素E每日最大摄入量（mg）

年龄	性别	
	男	女
1~4个月	3	3
5~11个月	3	3
1~3岁	4	4
4~6岁	5	5
7~10岁	7	7
11~13岁	14	14
14~17岁	14	14
18~49岁	14	14
50岁及以上	14	14

注：孕妇和哺乳期女性每日最大摄入量为14mg。

富含维生素E的蔬菜

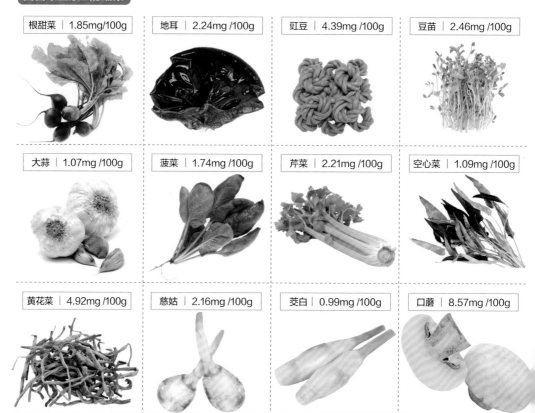

| 根甜菜 | 1.85mg/100g | 地耳 | 2.24mg/100g | 豇豆 | 4.39mg/100g | 豆苗 | 2.46mg/100g |

| 大蒜 | 1.07mg/100g | 菠菜 | 1.74mg/100g | 芹菜 | 2.21mg/100g | 空心菜 | 1.09mg/100g |

| 黄花菜 | 4.92mg/100g | 慈姑 | 2.16mg/100g | 茭白 | 0.99mg/100g | 口蘑 | 8.57mg/100g |

注：蔬菜中维生素E含量以mg/100g计。

叶酸

——人体健康的守护神

叶酸是一种水溶性维生素，是人和动物为维持正常的生理功能而必须从食物中获得的微量有机物质，是人体健康的守护神，对细胞的分裂生长及核酸、氨基酸、蛋白质的合成起着重要的作用。

孕妇补充叶酸能预防胎儿畸形

叶酸对细胞的分裂生长及核酸、氨基酸、蛋白质的合成起着重要作用，如果在怀孕头3个月内缺乏叶酸，会引起胎儿神经管发育缺陷，从而导致畸形。因此，女性在备孕、怀孕和哺乳期间都要适当补充叶酸。此外，人体缺乏叶酸会导致红细胞合成异常，出现贫血等症状。

叶酸每日推荐摄入量（μg）		
年龄	性别	
	男	女
1~4个月	65（最大摄入量）	65（最大摄入量）
5~11个月	80（最大摄入量）	80（最大摄入量）
1~3岁	150	150
4~6岁	200	200
7~10岁	200	200
11~13岁	300	300
14~17岁	400	400
18~49岁	400	400
50岁及以上	400	400

注：女性在孕早期、孕中期和孕晚期每日推荐摄入量均为600μg，哺乳期每日推荐摄入量为500μg。

富含叶酸的蔬菜

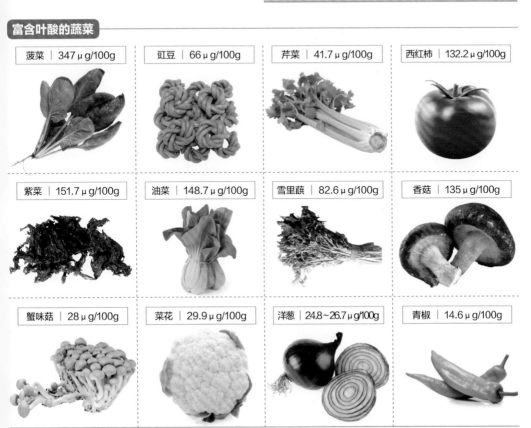

菠菜｜347μg/100g　豇豆｜66μg/100g　芹菜｜41.7μg/100g　西红柿｜132.2μg/100g

紫菜｜151.7μg/100g　油菜｜148.7μg/100g　雪里蕻｜82.6μg/100g　香菇｜135μg/100g

蟹味菇｜28μg/100g　菜花｜29.9μg/100g　洋葱｜24.8~26.7μg/100g　青椒｜14.6μg/100g

注：蔬菜中叶酸含量以μg/100g计。

尼克酸
——人体必需的营养物质

尼克酸也叫烟酸，是一种广泛存在于食物之中的维生素。动物的肝、肾、瘦肉和鱼，以及坚果中都含有丰富的烟酸。乳、蛋虽然烟酸含量不高，但色氨酸含量较多，色氨酸在人体内可转化为烟酸。

尼克酸与糙皮病

尼克酸是一种重要的、必需的营养物质，人若缺乏尼克酸会引起糙皮病，表现为皮炎、腹泻、痴呆。开始时全身无力，后来会出现皮炎及色素沉着，还可出现胃肠功能失调，口舌发炎等。因此，预防糙皮病应该多吃富含尼克酸的食物。

尼克酸也是人体内葡萄糖耐量因子的组成部分，能增加葡萄糖的利用及促进葡萄糖转化为脂肪，还能降低血胆固醇及扩张血管，保护心血管健康。

尼克酸每日推荐摄入量（mg）		
年龄	性别	
	男	女
0~5个月	2	2
6~1岁	3	3
1~3岁	6	6
4~6岁	7	7
7~10岁	9	9
11~13岁	12	12
14~17岁	15	12
18~49岁	14	13
50岁及以上	13	13

注：女性在怀孕期每日应摄入15mg，哺乳期每日应摄入18 mg。

富含尼克酸的蔬菜

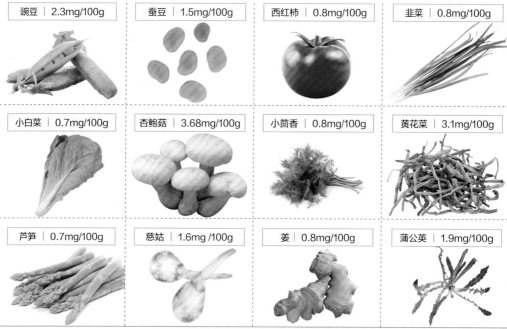

| 豌豆 | 2.3mg/100g
| 蚕豆 | 1.5mg/100g
| 西红柿 | 0.8mg/100g
| 韭菜 | 0.8mg/100g
| 小白菜 | 0.7mg/100g
| 杏鲍菇 | 3.68mg/100g
| 小茴香 | 0.8mg/100g
| 黄花菜 | 3.1mg/100g
| 芦笋 | 0.7mg/100g
| 慈姑 | 1.6mg/100g
| 姜 | 0.8mg/100g
| 蒲公英 | 1.9mg/100g

注：蔬菜中尼克酸含量以mg /100g计。

铁

——人体血红蛋白的重要组成部分

铁是人体必需的一种矿物质，在人体中的总含量为4~5g。超过60%的铁存在于血红蛋白中，主要负责输送氧气和携带排出二氧化碳，还能维持血液的酸碱平衡。

铁是人体组织代谢不可缺少的物质

缺铁会引起人体多种组织改变和功能失调，对淋巴组织的发育和对感染的抵抗力有很大影响，还会引发贫血，出现面色苍白、乏力、头晕、耳鸣等症状。因此，人应该多吃一些含铁量高的食物，尤其是女性月经期、孕期及哺乳期，以及儿童生长发育期。

铁每日最大摄入量（mg）		
年龄	性别	
	男	女
1~4个月	0.3	0.3
5~11个月	10	10
1~3岁	12	12
4~6岁	12	12
7~10岁	12	12
11~13岁	16	18
14~17岁	20	25
18~49岁	15	20
50岁及以上	15	15

注：女性在孕早期、孕中期和孕晚期每日最大摄入量分别为15mg、25mg和35mg，哺乳期每日最大摄入量为25mg。

富含铁的蔬菜

荠菜 | 5.4mg/100g

红豆 | 7.4mg/100g

桔梗 | 3.6mg/100g

豆苗 | 4.2mg/100g

牛蒡（叶） | 7.6mg/100g

蒜薹 | 4.2mg/100g

韭薹 | 4.2mg/100g

小根蒜 | 4.6mg/100g

油菜 | 1.2mg/100g

菠菜 | 2.9mg/100g

猴头菇 | 2.8mg/100g

苋菜 | 5.4mg/100g

注：蔬菜中铁含量以mg/100g计。

锌

——酶的组成成分

锌是很多酶的组成成分，参与血红蛋白运输，氧气和二氧化碳的酶中就含有锌。此外，锌还与胰岛素的产生、分泌、储存有密切关系。含锌的酶能促进营养物质代谢，维持皮肤正常生长。

婴幼儿缺锌

婴幼儿、儿童和青少年生长发育速度较快，对锌的需求量很高，但往往饮食搭配不合理，容易造成锌摄入量不足，通常会出现以下症状：厌食、偏食或异食；易患口腔溃疡，受损伤口不易愈合；身材矮小、瘦弱；经常感冒、发热；智力发育迟滞。

锌每日推荐摄入量（mg）		
年龄	性别	
	男	女
1~4个月	1.5	1.5
5~11个月	8	8
1~3岁	9	9
4~6岁	12	12
7~10岁	13.5	13.5
11~13岁	18	15
14~17岁	19	15.5
18~49岁	15	11.5
50岁及以上	11.5	11.5

注：女性在孕早期和孕中期、孕晚期每日推荐摄入量分别为11.5mg和16.5mg，哺乳期每日推荐摄入量为21.5mg。

富含锌的蔬菜

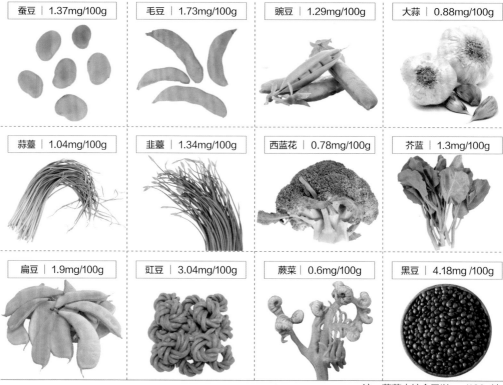

| 蚕豆 | 1.37mg/100g | 毛豆 | 1.73mg/100g | 豌豆 | 1.29mg/100g | 大蒜 | 0.88mg/100g |

| 蒜薹 | 1.04mg/100g | 韭薹 | 1.34mg/100g | 西蓝花 | 0.78mg/100g | 芥蓝 | 1.3mg/100g |

| 扁豆 | 1.9mg/100g | 豇豆 | 3.04mg/100g | 蕨菜 | 0.6mg/100g | 黑豆 | 4.18mg /100g |

注：蔬菜中锌含量以mg/100g计。

硒

——人体最重要的微量元素之一

　　硒是人体必需的一种微量元素，肝脏是含硒量最多的人体器官。在医学上，硒被看作肝病的天敌，多数肝病患者均存在硒缺乏的现象，因此，预防肝病要适当补硒。

适当补硒才健康

　　人体若缺乏硒，免疫力就会下降，从而导致多种疾病，如心血管病、肝病、白内障、胰脏疾病、糖尿病、生殖系统疾病等。但是过度补硒也不可取，长期高硒也会导致身体不适，如出现四肢麻木、头昏眼花、食欲不振、面色苍白、胃肠功能紊乱等症状。

硒每日推荐摄入量（μg）		
年龄	性别	
	男	女
1~4个月	15（最大摄入量）	15（最大摄入量）
5~11个月	20（最大摄入量）	20（最大摄入量）
1~3岁	20	20
4~6岁	25	25
7~10岁	35	35
11~13岁	45	45
14~17岁	50	50
18~49岁	50	50
50岁及以上	50	50

注：女性在孕早期、孕中期和孕晚期每日推荐摄入量均为50μg，哺乳期每日推荐摄入量为65μg。

富含硒的蔬菜

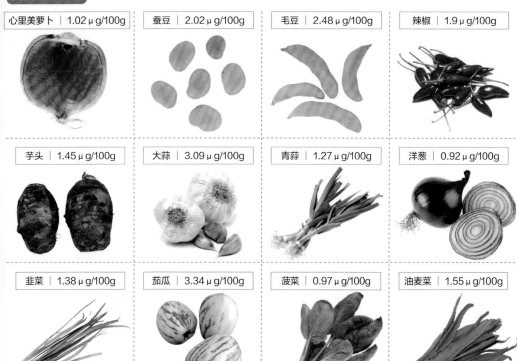

心里美萝卜 | 1.02μg/100g
蚕豆 | 2.02μg/100g
毛豆 | 2.48μg/100g
辣椒 | 1.9μg/100g

芋头 | 1.45μg/100g
大蒜 | 3.09μg/100g
青蒜 | 1.27μg/100g
洋葱 | 0.92μg/100g

韭菜 | 1.38μg/100g
茄瓜 | 3.34μg/100g
菠菜 | 0.97μg/100g
油麦菜 | 1.55μg/100g

注：蔬菜中硒含量以μg/100g计。